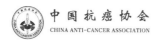

黑色素瘤

中国肿瘤整合诊治指南（CACA）

CACA GUIDELINES FOR HOLISTIC INTEGRATIVE MANAGEMENT OF CANCER

2025

丛书主编：樊代明

主　编：高天文　杨吉龙　宋建民

　　　　陈　勇　粟　娟　姚　煜

天津出版传媒集团

天津科学技术出版社

图书在版编目（CIP）数据

黑色素瘤 / 高天文等主编. -- 天津 : 天津科学技术出版社, 2025. 2. -- （中国肿瘤整合诊治指南 / 樊代明主编）. -- ISBN 978-7-5742-2707-1

Ⅰ. R739.5-62

中国国家版本馆CIP数据核字第2025X2A685号

中国肿瘤整合诊治指南. 黑色素瘤

ZHONGGUO ZHONGLIU ZHENGHE ZHENZHI ZHINAN.

HEISESULIU

策划编辑：方　艳

责任编辑：张建锋

责任印制：兰　毅

出　　版：天津出版传媒集团
　　　　　天津科学技术出版社

地　　址：天津市西康路35号

邮　　编：300051

电　　话：(022)23332390

网　　址：www.tjkjcbs.com.cn

发　　行：新华书店经销

印　　刷：天津中图印刷科技有限公司

开本 787×1092　1/32　印张 7.125　字数 126 000

2025年2月第1版第1次印刷

定价：56.00元

马宝镇　马旭辉　毛光华　蒲兴祥　邱泽群

沈旭霞　石　斌　宋　丹　唐君霞　王　晶

王　蓉　王婷婷　王筱雯　王兴东　王　焱

王玉栋　吴曹英　吴　荻　谢永怡　徐晓燕

徐　宇　许方方　许雪珠　杨　柳　杨　蕴

杨镇洲　杨子灿　姚春丽　袁振超　张晓伟

张　宇　赵玲娣　赵　爽　赵玉兰　郑巧梅

朱惠军

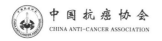

中国抗癌协会
CHINA ANTI-CANCER ASSOCIATION

黑色素瘤

中国肿瘤整合诊治指南（CACA）

CACA GUIDELINES FOR HOLISTIC INTEGRATIVE MANAGEMENT OF CANCER

2025

丛书主编：樊代明

主　　编：高天文　杨吉龙　宋建民
　　　　　陈　勇　粟　娟　姚　煜

天津出版传媒集团

天津科学技术出版社

图书在版编目(CIP)数据

黑色素瘤 / 高天文等主编. -- 天津：天津科学技术出版社，2025. 2. -- (中国肿瘤整合诊治指南 / 樊代明主编). -- ISBN 978-7-5742-2707-1

Ⅰ. R739.5-62

中国国家版本馆CIP数据核字第2025X2A685号

中国肿瘤整合诊治指南. 黑色素瘤

ZHONGGUO ZHONGLIU ZHENGHE ZHENZHI ZHINAN.

HEISESULIU

策划编辑：方　艳

责任编辑：张建锋

责任印制：兰　毅

出　　版：天津出版传媒集团
　　　　　天津科学技术出版社

地　　址：天津市西康路35号

邮　　编：300051

电　　话：(022)23332390

网　　址：www.tjkjcbs.com.cn

发　　行：新华书店经销

印　　刷：天津中图印刷科技有限公司

开本 787×1092　1/32　印张7.125　字数126 000

2025年2月第1版第1次印刷

定价：56.00元

马宝镇　马旭辉　毛光华　蒲兴祥　邱泽群

沈旭霞　石　斌　宋　丹　唐君霞　王　晶

王　蓉　王婷婷　王筱雯　王兴东　王　焱

王玉栋　吴曹英　吴　荻　谢永怡　徐晓燕

徐　宇　许方方　许雪珠　杨　柳　杨　蕴

杨镇洲　杨子灿　姚春丽　袁振超　张晓伟

张　宇　赵玲娣　赵　爽　赵玉兰　郑巧梅

朱惠军

目录

黑
色
素
瘤

第一章

黑色素瘤的流行病学和病因学

第一节 黑色素瘤的流行病学

1 全球黑色素瘤的发病和死亡

根据世界卫生组织国际癌症研究中心（International Agency for Research on Cancer，IARC）2020年的最新统计，2020年黑色素瘤全球新发病例32.5万例，占全球新发癌症病例的1.7%，死亡约5.7万例，占全球癌症病例的0.6%。预计到2040年，全球黑色素瘤新发例数将达到51万例，死亡将达到9.6万例。

黑色素瘤的年龄标化发病率和标化死亡率在不同地区存在显著差异。该病好发于北美、欧洲和大洋洲等白色人种占主导比例的地区，而非洲和亚洲的大部分地区标化发病率低。标化发病率最高为澳大利亚/新西兰地区（男性为42/10万人年，女性为31/10万人年），其次为西欧（男性和女性年标化率均为19/10万人年）和北美（男性为18/10万人年，女性为14/10万人年）。非洲和亚洲的大部分地区（中非、南非和西亚除外）的年标化发病率低于1/10万人年。澳大利亚/新西兰地区黑色素瘤标化死亡率最高（男性为4/10万人年，女性为2/10万人年），世界其他地区的标化死亡率较低，在每10万人年为0.2~1.0。

黑色素瘤死亡率的地区分布与发病率并不一致。2020年IRAC数据显示，西欧（20.1%）和北美（32.4%）的黑色素瘤新发病例比例高，但死亡病例占比较低（西欧为13.0%，北美为14.7%）。尽管亚洲新发病例占全球7.3%，但死亡病例占全球的21.0%。这说明死亡率除了受发病率影响外，还可能受临床类型差异、社会经济水平和治疗水平的影响。

2　中国黑色素瘤发病和死亡

从全球来看，中国黑色素瘤发病、死亡水平低于欧洲、北美地区。据2020年IARC的统计，中国黑色素瘤男性和女性标化发病率分别为0.4/10万人年、1.3/10万人年；男性和女性的标化死亡率均为0.2/10万人年。然而，中国黑色素瘤占全球死亡率的7.2%，高于发病率（2.4%），提示中国黑色素瘤患者的死亡风险较高。

据中国国家癌症中心数据显示，2022年全国新发黑色素瘤病例约8800例，男性和女性新发病例均约为

4400例，粗发病率为0.62/10万，世界标化发病率为0.37/10万。2022年全国黑色素瘤死亡病例约5400例，男性和女性死亡病例分别约为2900、2500例，粗死亡率为0.38/10万，世界标化死亡率为0.20/10万，其中男性世界标化死亡率为0.23/10万，女性为0.18/10万。

一项对我国1990年至2019年黑色素瘤发病率及死亡率变化的研究表明，这30年来，中国男性和女性的标化死亡率都有所下降，但粗发病率、标化发病率、粗死亡率均有所上升。由于人口老龄化，黑色素瘤可能会极大威胁中国老年人的健康。

调查研究显示，我国大学生对黑色素瘤的健康素养水平较低，得分率仅35%。我国黑色素瘤患者就诊延迟（发病到就医）的中位时间为8个月，诊断延迟（就医到确诊）的中位时间为1个月。且肢端无色素性黑色素瘤的诊断延迟时间更长，误诊率更高，为提升黑色素瘤的早期发现率，应提高公众认识。

3 中国黑色素瘤的特点

3.1 年龄分布

根据全球疾病负担数据库显示，2019年我国黑色素瘤发病人数随年龄呈先上后下的趋势，男性发病人数峰值年龄组为55~59岁，女性为50~54岁。但经年龄分层后，发病率随年龄而增长，自60岁后明显增快。2019年我国黑色素瘤死亡人数随年龄呈先上后下的趋势，男性死亡人数峰值年龄组为55~59岁，女性晚于男性，为75~79岁，年龄分层后的死亡率随年龄而增长，60岁后明显增快。

3.2 性别分布

黑色素瘤男性和女性发病人数比例基本相近，男性发病人数占比为49.7%~53.0%，女性发病人数占比为47.0%~50.3%。男性死亡风险略高于女性，男性死亡人数占比为53.7%~54.9%，女性为46.3%~45.1%。

3.3 临床病理类型分布

我国黑色素瘤临床类型以肢端型为主，其次为黏膜型、皮肤型。肢端型黑色素瘤占38.4%~41.8%，黏膜型占22.6%~26.2%，皮肤型占20.1%~26.6%，其他类型占9.0%~15.3%。

3.4 分期分布

我国黑色素瘤确诊时临床分期主要以Ⅱ期为主，其次为Ⅲ期。Ⅰ期占6.1%~14.0%，Ⅱ期占34.9%~55.93%，Ⅲ期占23.6%~25.1%，Ⅳ期占11.8%~12.8%。

3.5 主要基因突变类型

我国黑色素瘤主要癌基因突变类型为BRAF基因突变（25.5%~29.7%），NRAS基因突变（7.0%~10.8%）及KIT基因突变（7.2%~16.7%）。

第二节 黑色素瘤的病因

黑色素瘤是基因突变与环境交互的结果，基因突变会改变细胞增殖、分化和死亡。紫外线暴露是皮肤型黑色素瘤发生的主要相关因素，而创伤和慢性炎症主要与肢端型黑色素瘤发生相关。

1 紫外线照射

据估计，白种人中超过75%的皮肤黑色素瘤由紫外线的诱变效应引起。紫外线照射主要引起 DNA 损伤，诱导癌基因如 STK19、FBXW7 和 IDH1 的激活突变。紫外线照射的来源主要包括太阳光和使用日光浴床。

1.1 太阳

对皮肤致癌性最强的是波长在 290~320nm 之间的 UVB。每天在户外工作期间接受的慢性阳光照射不会增加患黑色素瘤的风险；而间歇性阳光照射，特别是在周末或节假日接受的大量紫外线冲击，是紫外线促进黑色素瘤发展的主要形式。此外，还有流行病学研究表明，过度的太阳光暴露和频繁的晒伤，特别是在儿童或年轻时期，会显著增加患皮肤黑色素瘤的风险。

1.2 室内晒黑

使用日光浴床会增加患黑色素瘤的风险（OR：1.41；95%CI：1.01-1.96）。这种关联还与初次接触室内晒黑设备的年龄有关，若小于35岁，则患黑色素瘤的风险更大（相对风险为1.75，95%CI：1.35-2.26）。据估计，年龄在18~29岁之间、使用过日光浴床的黑色素瘤患者中，约76%可归因于使用日光浴床。此外，患黑色素瘤的风险随着室内晒黑的年限、小时数和疗程的增加而升高。

1.3 与紫外线照射相互作用的表型因素

Fitzpatrick皮肤分类为Ⅰ型和Ⅱ型的人群，特征为皮肤白皙、雀斑、金色/红色头发、蓝色眼睛，其黑素细胞产生真黑素的能力不足，导致该人群对紫外线的抵抗力较低，进而更易患上皮肤黑色素瘤。

2 创伤和慢性炎症

一项对685名中国黑色素瘤患者进行的研究显示，肢端黑色素瘤与创伤病史之间存在显著相关性。除创伤以外，感染和慢性溃疡的病变也会导致肢端黑色素瘤的发生。创伤和慢性炎症可能通过增加细胞因子和ROS的表达，诱导遗传不稳定或激活黑素细胞中的致癌途径来发挥促瘤作用。

3 色素痣

色素痣与黑色素瘤的发展密切相关，约80%的黑色素瘤患者先前存在的色素痣发生了变化；约33%的黑色素瘤直接源于已存在的色素痣。由色素痣进一步进展为中间病变和原位黑色素瘤需更多基因的突变，如TERT、CDKN2A、ARID2、TP53的突变。手臂上较多的痣数与躯干和四肢黑色素瘤的患病风险之间存在密切关联。与无痣或痣数量较少的人相比，痣数量超过100个的人患黑色素瘤的相对风险是前者的7倍。此外，与普通类型的痣相比，非典型痣更易发生恶变，其中包括发育不良痣、具有多个不同颜色或形状的色素痣、大痣等。

4 机械应力

在我国一项129例足底黑色素瘤患者研究中，足底最常见的发病部位是足跟（50.39%），其余依次是足前部（24.03%）、足趾底面（11.63%）、足中部外侧（8.53%）、足弓（5.43%）；承重区较非承重区更易患黑色素瘤，提示机械应力刺激可能是肢端黑色素瘤的危险因素，其可能通过影响细胞核膜稳定性、基因组完整性参与肢端黑色素瘤发生。

5 遗传因素

有家族史者患病风险更高（增加约两倍），提示遗传因素参与黑色素瘤的发生。约5%~10%的黑色素瘤发生在具遗传易感患者。大约40%的家族性黑色素瘤与染色体9p有关。20%~40%的家族性黑色素瘤患者存在 CDKN2A 基因的胚系突变，该基因位于染色体9p21上，编码两种不同的蛋白质p16INK4和p14ARF。另一种黑色素瘤易感基因 CDK4 位于染色体12q14上，通常与p16INK4A相互作用。RB1 是另一种黑色素瘤易感基因，其突变携带者患黑色素瘤的风险增加4~80倍。MITF的功能获得性突变（Mi-E318K）导致黑色素瘤风险增加五倍。

6 黑色素瘤相关的基因通路特征

与皮肤型、肢端型和黏膜黑色素瘤密切相关的五个重要通路包括MAPK、PI3K、p16、p53以及端粒维持通路。相比之下，葡萄膜黑色素瘤在这些通路中的变异较少，而17染色体上TP53区域的杂合性丢失（LOH）是其更为关键的分子事件。高达98%的葡萄膜黑色素瘤携带GPCR通路中的基因改变，这些改变涉及 GNAQ、GNA11、PLCB4 和 CYSLTR2 等基因，进而激活蛋白激酶C及其下游基因。在除葡萄膜黑色素瘤外的其他亚型中，MAPK通路内的基因存在高频突变，突变率为83%~95%。PI3K和p16细胞周期通路也呈现出类似的变异情况。同时，端粒维持通路基因在89%的皮肤型、47%的肢端型和42%的黏膜型中也存在突变。总之，皮肤黑色素瘤具有更多的各通路内基因的单核苷酸变异（SNV）或插入/缺失（indel）突变，从而呈现出更高的肿瘤突变负荷（TMB），而黏膜型和肢端型的变异则更多地为结构变异（SV）和拷贝数改变（CNA）事件。此外，中国肢端黑色素瘤患者较为特异的遗传特征是染色体22q11.21拷贝数扩增。

7 其他因素

黑色素瘤的发生可能与器官或造血细胞移植后的免疫抑制、其他免疫缺陷和一些遗传性皮肤病如着色性干皮病相关。

第二章

黑色素瘤的筛查与诊断

第一节 黑色素瘤的早期筛查

黑色素瘤筛查是指通过有效、简便、经济的检查措施，识别和发现早期或隐匿性黑色素瘤，以早期发现、早期诊断及早期治疗，降低人群黑色素瘤的死亡率。

筛查策略：

1 高危人群

皮肤黑色素瘤的高危人群包括35岁以前的间歇日晒伤史、多发性痣、家族史（黑色素瘤家族史/个人史）以及白皙的皮肤、浅色眼睛和头发。回顾性研究显示创伤、慢性炎症是中国肢端黑色素瘤的危险因素。黏膜黑色素瘤的高危因素尚不明确。

肉眼观察包括足底、头皮、手掌、会阴部、肛周在内的全部体表皮肤是否有35岁后新发的褐色/黑色皮疹；原有色素性皮疹是否出现：短期内体积快速增大、颜色分布不均一、渗血、渗液，伴或不伴疼痛/瘙痒。成年后出现的线状黑甲是否继续增宽或明显变化。

2 基层医务人员/全科医生

全身摄影可提高对高危人群黑色素瘤的早期检测效率。通过目视检查初步评估皮损，对皮肤病变适用ABCDE法则：即皮损不对称（Asymmetry）、边缘不规则（Border irregularity）、颜色多样（Colour variegation）、直径>6mm（Diameter）、渐增大（Elevation、Extention）；但结节性黑色素瘤、无色素/少色素黑色素瘤可能缺乏上述特征。

在同一患者体表寻找与其他同类病变不同的病变（丑小鸭征）。

根据既往可用的资料评估病情演变，可借助无创检查辅助评估。如果怀疑黑色素瘤应行组织病理学检查。

为提高黑色素瘤的早期检出率，对全科医师的培训非常必要。对皮肤黏膜可疑色素性病变，推荐转诊给有经验的皮肤科医生。

3 专业医生

3.1 皮肤镜

已广泛用于皮肤肿瘤诊断，在黑色素瘤诊断中占重要地位，其诊断价值比是裸眼诊断的15.6倍。对经验丰富的检查者，皮肤镜的应用极大地提高了良恶性黑素细胞增生性疾病诊断的准确性，减少盲目手术活检。皮肤镜分析模式包括模式分析法、ABCD法、Menzies法、七分法、三分测评法等。灵敏度和特异度因地区、不同模式以及操作人员的经验差异而异。

表2-1 不同类型黑色素瘤典型皮肤镜表现

恶性雀斑样痣/恶性雀斑样黑色素瘤	①毛囊开口处的不对称性色素沉着；②环状颗粒状模式；③附属器开口周围及开口之间的多边形短线条；④菱形结构；⑤污斑；⑥毛囊周围线性投影
浅表扩散型黑色素瘤	①多种色调；②不典型色素网；③负性色素网；④晶状体结构和污斑；⑤不规则条纹；⑥蓝白幕；⑦蓝灰色小点；⑧伪足和放射流；⑨周边黑点/小球；⑩周边淡褐色无结构区及不典型血管
肢端黑色素瘤	非甲部位：①皮嵴平行模式；②不规则弥漫性色素沉着；③多组分模式 甲：①棕褐色背景上出现不规则条带；②Hutchinson征（甲皱襞和周围皮肤色素沉着）；③微Hutchinson征（指肉眼不可见但皮肤镜下可见甲皱襞和周围皮肤色素沉着）；④甲板破坏，远端裂隙；⑤宽度大于全甲40%
结节型黑色素瘤	①多种色调；②蓝白幕；③亮白色条纹；④不典型血管模式；⑤无结构区域 无色素性或低色素型表现为：①负性色素网；②亮白色条纹；③乳红色区域；④突出的多形性不规则血管模式
黏膜黑色素瘤	①无结构区和灰色区域；②结构不对称；③多种色调；④蓝白幕不规则污斑、不规则条纹、退行性结构

3.2 反射式共聚焦激光扫描显微镜（RCM）检查

也称"皮肤CT"，可提供病变组织水平方向细胞层面的影像，与组织病理有较好的一致性。RCM诊断黑色素瘤的敏感性为92%~93%，特异性为70%~78.3%；一项多中心前瞻性研究显示在黑素细胞增生性疾病的诊断中，RCM比皮肤镜检查的敏感性更高，尤其在恶性雀斑样痣和无色素或少色素黑色素瘤的诊断中。对仅使用目视检查和皮肤镜检查难以诊断的病变，RCM可作为二级检查或联合，可提高诊断准确性，减少不必要的手术切除。黑色素瘤的RCM特征包括：①真表皮交界处的不典型细胞增生；②无边缘的真皮乳头。次要标准：①圆形Paget样细胞；②表皮广泛的Paget样浸润；③真皮乳头层可见有核细胞；④真皮中有脑回状细胞簇。符合2个主要标准或1个主要标准加2个次要标准考虑诊断为黑色素瘤。

第二节 黑色素瘤的临床诊断

早期诊断黑色素瘤是挽救患者生命最简单的方法，然而黑色素瘤临床诊断正确率仅70%左右，早期黑色素瘤的诊断非常困难，但形成丘疹、结节、溃疡后，含色素的黑色素瘤临床诊断非常容易。对黑色素瘤的临床及病理分型虽已形成一些习惯，但实际应用中主要分为原位黑色素瘤及侵袭性黑色素瘤。

1 早期黑色素瘤：不规则黑斑

特指处于水平生长期的皮肤、甲、黏膜原位黑色素瘤及ⅠA期黑色素瘤。初发年龄常30岁以上，中国人多见于肢端，但全身皮肤均可发生。初发时一般数毫米，逐渐增大，能诊断黑色素瘤时大于6mm，病史数月至数年不等，但恶性雀斑样痣可达数10年，周径达20cm多仍为原位阶段，少数肢端雀斑样黑色素瘤的水平生长期也可长达数年及大至数厘米。早期黑色素瘤一般无自觉症状，少数患者可有局部疼痛或轻度瘙痒。皮损多呈黑色斑疹或微高于皮面，亦可为褐色、淡红色等，有时色素不均，边界模糊，形态不规则，多符合ABCDE规则（见筛查部分）。皮肤镜检查对早期黑色素瘤的鉴别诊断意义极大，必要时可辅以反射共焦显微镜检查（详见筛查部分）。对疑似黑色素瘤，应选择完整切除活检，切除方式见外科部分。

2 侵袭性黑色素瘤：丘疹、结节、溃疡

特指皮肤黑色素瘤由水平生长期变为垂直生长期后，增长明显加快，由初期的斑疹变为丘疹、斑块、结节，多为黑色。斑块高低不平、边缘不齐，出现糜烂结痂、溃疡等，周边可出现卫星灶，进一步发展则出现区域淋巴结转移、移行转移、远处转移，病程多

超过2年。足部黑色素瘤病史中约20%有外伤史，不少患者曾贴"鸡眼膏"、街边药物腐蚀等。结节型黑色素瘤无水平生长期，病史常较短。恶性雀斑样痣进展成恶性雀斑样黑色素瘤常需数年至数十年不等。除无色素性黑色素瘤外，侵袭性黑色素瘤临床诊断常容易，特别是形成明显的黑色斑块、结节、溃疡后，无需套用ABCDE特点，亦无需取小的活检帮助诊断。若影像学检查未发现肿瘤转移，可直接扩大2cm切除并行前哨淋巴结检查（专家经验）。尚未形成明显的斑块、结节时，常扩大1cm切除，待病理报告病变厚度后根据外科手术指南扩大切除或补做前哨淋巴结检查（专家经验）。

3 黏膜黑色素瘤：黑斑、出血、鼻塞、排便困难

位于口腔、鼻腔、肛管及周边、女性外阴及生殖道黏膜以及眼内的黑色素瘤，约占中国黑色素瘤的30%，口腔、肛周、外阴及眼结膜黑色素瘤初期多呈黑斑，部分为结节，正常查体时多能发现。对查体发现的黑斑或结节可行皮肤镜等检查帮助诊断，或直接行病理检查确定诊断。未常规查体的患者，鼻腔、肛管的黑色素瘤多于出现阻塞症状或出血时就诊，就诊时肿瘤常已较大甚至已发生转移，可根据影像学检查

等综合评估，能手术的话可以完全切除，不能手术者则切取部分组织病检及基因检测。

4　甲黑色素瘤：成年后发生的甲线状黑斑

属于肢端黑色素瘤的亚型，占肢端黑色素瘤的42%，其中58%首诊时为原位黑色素瘤。最常累及部位为拇指/拇趾甲下，多数发生于30岁以后，少数源于年幼时的甲母痣恶变。甲母痣恶变者病史可长达10~30年。甲黑色素瘤初发时为甲板下线状棕色或黑色斑，部分边缘模糊，进展后可出现全甲变黑，颜色不均一，可出现Hutchinson征（累及后甲襞及侧襞皮肤），周围皮肤出现黑斑。进入浸润生长阶段后，甲床变形、破坏、形成溃疡、结节、淋巴结转移及远处转移。

5　先天性痣恶变：先天性痣发生明显变化

中国人约13%黑色素瘤发生于先天性小痣，后天性痣恶变比例较小。先天性巨痣因发生率低，其恶变在黑色素瘤中所占比例不足1%。先天性小痣恶变多见于30岁后，20岁前恶变者少见。恶变特征为原皮损明显增大；斑疹上出现丘疹或丘疹旁出现斑疹；色素明显加深，周围出现红晕；皮损易受损出血；部分呈息肉状、菜花状；少数出现疼痛、瘙痒。先天性中型和巨型痣中快速增长的结节并非均为恶变，需特别注意评估。少数恶变转移的先天性巨痣可不出现结节，无论临床还是PET/CT等影像学均难以确定发生恶变的具体位置。超声等影像学检查对黑色素瘤原发灶诊断价值有限，但对患者肿瘤转移评估有较大价值，超声可初步判断淋巴结转移情况。

6 转移性黑色素瘤：视诊、触诊、影像学检查

通过问、视、触诊及B超、CT等影像学检查多可明确。70%黑色素瘤主要通过淋巴途径转移。一项研究发现，3001例原发性皮肤黑色素瘤中，466例发生转移，50.2%首次转移发生在区域淋巴结，21.7%为卫星或移行转移，28.1%直接远处转移。所以检查首先应触摸引流区淋巴结，并行B超等检查确定，不建议对肿大淋巴结行穿刺或切除活检。查体时尚需注意卫星灶、移行转移灶。对瘤体大并出现溃疡的肿瘤，可考虑行PET/CT检查。转移性黑色素瘤仍应完整切除原发肿瘤，Ⅲ期黑色素瘤应按根治手术切除，Ⅳ期黑色素瘤可按姑息手术切除。不能完全切除的肿瘤可切取部分肿瘤行病理检查及基因检测。来源不明的肿瘤可通过穿刺、切取全部或部分肿瘤行相关检查。对Ⅲ期黑色素瘤扩大切除原发灶后，建议行区域淋巴结清扫手术。目前有研究建议转移的淋巴结可给予新辅助治

第三节 黑色素瘤的临床鉴别诊断

临床上需与黑色素瘤鉴别的疾病有20余种，但主要有下列几种。临床鉴别诊断时，建议辅以皮肤镜及皮肤CT检查，诊断符合率可获极大提升。

1 色素痣

色素痣是良性黑素细胞增生性疾病的总称，临床上最易与黑色素瘤混淆的色素痣主要包括：普通后天性色素痣、先天天性色素痣、肢端痣、甲色素痣、复发痣、细胞型蓝痣。色素痣的重要性在于其与黑色素瘤的相关性，组织学检查发现约1/3黑色素瘤与色素痣相关，色素痣数目的增多提示黑色素瘤风险增加。

（1）普通后天性色素痣：主要发生于儿童期及青春期，30岁后极少新发且常不再增大，老年期退化消失。妊娠期可增大、增多。皮损可为斑疹、斑丘疹、丘疹，直径2~5mm，很少大于10mm。呈棕色或黑褐色，色泽均匀，界限清楚。肢端痣常为斑疹。面、额、上颈的痣主要为丘疹，面部痣常终生存在。头顶、枕部、下颈、背部的皮损常为乳头瘤样，此型痣有时呈正常皮色，软纤维瘤样。与先天性痣相比，极少发生恶变。若30岁后新发，并逐渐增大超过6mm

时，首先需考虑早期黑色素瘤。

（2）先天性色素痣：出生时即有，亦可于出生后数周至数月发现。可为斑点、斑片、斑块，亦可为圆形、卵圆形隆起性丘疹，黑色、棕色、褐色、深棕色或红褐色，临床表现差异可很大。较大的皮损常有粗毛。有的损害可不对称，边界可不清楚、不整齐，表面可不平，色泽亦可不均匀，有些虽符合黑色素瘤的"ABCDE"特点，但并非恶性。关于先天性痣大小较为科学的定义应为：小于患者拇指甲者为先天性小痣，大于患者1掌为先天性巨痣，介于患者拇指甲至1掌者称中型先天性痣。由先天性小痣恶变者约占皮肤黑色素瘤总数的13%。恶变一般发生于30岁以后，极少数发生于20岁前。恶变征兆为明显增大，斑疹上出现丘疹，或丘疹边缘出现斑疹，周围出现红晕，疼痛或瘙痒，特别易受伤出血。先天性巨痣恶变率占1%~7%，约半数恶变发生于5岁前。先天性痣特别是巨痣可出现快速增生的结节，常被误判为恶变。

（3）肢端痣：发生于跖、掌及趾（指）腹侧，斑疹为主，少数为丘疹。后天性肢端痣常2~4mm大小，偶大于10mm，生长缓慢。先天性肢端痣则大小不一，成年后常不再增大。若发生于30岁后，持续增大超过6mm，特别是出现形状不规则时，建议按肢端原位黑色素瘤扩大0.5cm切除病检。

（4）甲色素痣：多发生于15岁前，先天发生者约占1/10，15岁后发生者约占1/7。主要为始于甲母质的甲母痣，初约1mm宽的纵形色素斑，呈棕色或黑色，缓慢增宽。增长快者近端明显宽于游离端，少数可在1年左右累及全甲，亦可出生即累及全甲。累及多个甲的灰色条纹常是色素代谢异常导致而不是黑素细胞增生。发生年龄是鉴别诊断的关键因素，15岁前的线状黑素细胞增生常为甲母痣，但少数可于成年后恶变。30岁后发生者常是甲黑色素瘤。

（5）复发痣：又称假性黑色素瘤，一般是色素痣采用激光、冷冻、微波等物理治疗或手术治疗后痣细胞残留所致，皮损表现为手术/物理治疗部位周围色素沉着，境界清楚，边界及形态不规则，皮损不会延伸至白色瘢痕以外，部分复发痣组织病理学上类似黑色素瘤。

（6）细胞型蓝痣：细胞型蓝痣好发于臀部和骶尾部，损害表现为大而坚实的结节或斑块，直径1~3cm或更大，蓝色或蓝黑色，表面光滑或高低不平呈分叶状，界限清楚，可恶变为黑色素瘤。床上主要与结节性黑色素瘤相鉴别，后者多见于中老年人群，好发于躯干及四肢，表现为生长迅速的黑色斑块、结节呈菜花状或蕈状。

2 脂溢性角化病

多见于中老年人，亦可见于年轻人，多发生于30~40岁，皮损可单发或多发。多见于面部、头皮、躯干及上肢，不累及掌跖。早期损害呈小的扁平、境界清楚的淡褐色、黑褐色斑片，临床上主要与恶性雀斑样痣相鉴别。皮损随病程逐渐增大、直径数毫米至数厘米，边缘清楚，表面干燥粗糙无光泽呈乳头瘤样，呈褐色至黑色。皮损可因刺激而发生炎症反应及上皮组织不规则增生，即激惹型脂溢性角化病。临床上主要与恶性雀斑样痣、结节性黑色素瘤、浅表扩散型黑色素瘤相鉴别。

3 基底细胞癌

主要见于50岁以上中老年人，好发于曝光部位，尤其是面部如眼内眦、鼻部、鼻唇沟和面颊部多见。皮损表现为表面光亮，边缘呈蜡样或珍珠状外观的黑色结节。临床上主要与结节性黑色素瘤相鉴别。

4 黑踵

好发于青少年，尤其是喜好运动者多见，无明显自觉症状或轻微疼痛。多发生于单侧或双侧足跟侧缘或后面，皮肤角化过度，边缘呈浅褐色、黑褐色、黑色或紫罗兰色斑疹或斑片，压之不褪色，可相互融合，祛除诱因后皮损可逐渐消退。临床上主要与肢端原位黑色素瘤相鉴别。

5 甲下出血

多因轻微外伤或挤压甲床所致，患者多否认有明确外伤史，无自觉症状，表现为突然发现甲片状颜色异常，呈紫红色、黑色，部分皮损边缘呈铁锈色，系出血所致含铁血黄素。好发于拇趾（指）和食指，多于数月后逐渐消退。临床上主要与甲下黑色素瘤相鉴别。

6 孤立性血管角皮瘤

少见，多发生于青年人，下肢多见，直径2~10mm的黑色疣状丘疹。临床上有时需与以丘疹为主要表现的黑色素瘤鉴别。

7 化脓性肉芽肿

发病多与皮肤外伤有关，任何年龄均可发生，常见于身体易受外伤部位如面部、手足、头皮、躯干上部等，早期损害为红色丘疹，迅速增大形成结节，表面光滑或疣状，一般直径5~10mm，也可达数厘米，质软，轻微外伤易出血。临床上主要与无色素性黑色素瘤相鉴别，后者主要表现为粉红色、红色结节性损害，伴破溃出血，主要有赖于组织病理学及免疫组化检查确诊。

第四节 黑色素瘤的病理诊断及临床分期

1 活检及病理学报告主要内容

（1）送检标本处理：对于临床初步判断无远处转移的黑色素瘤患者，一般建议完整切除活检，避免穿刺活检或局部切除。部分切取活检不利于组织学诊断和厚度测量，增加了误诊和错误分期风险，还可能增加转移风险。已有远处转移或肿瘤不能完整切除时，基于确诊或行基因检测需要，可行局部切取活检。标本需完整送检，手术医师做好标记切缘，10%中性甲醛溶液固定标本达6~48h。不推荐术中冰冻病理。

（2）病理报告中必须包括的内容为肿瘤厚度、是否伴有溃疡，这两个指标与T分期直接相关，也是判断预后最重要的特征。出于精确性和可操作性的目的，肿瘤厚度要求精确到小数点后一位即可。

（3）有丝分裂率（mitotic rate，MR）作为肿瘤增殖的关键指标，以每平方毫米的有丝分裂细胞数表示。MR的上升与黑色素瘤特异性生存期（MSS）的减少显著相关，应纳入病理评估中。

（4）对组织学阳性切缘，应详述在外周或深部边缘是否存在原位或侵袭性黑色素瘤，一次性彻底切除的早期黑色素瘤及面部恶性雀斑样痣需报告肿瘤与标记外侧边缘之间阴性切缘的显微测量距离。

（5）新定义微卫星灶指原发性黑色素瘤周边或深层组织中，存在显微镜下的皮肤或皮下转移灶及瘤栓，微卫星灶与原发肿瘤之间应有明确的结缔组织分隔，目前暂无瘤团大小及距离的定义。基于微卫星灶、临床卫星灶或移行转移，一个N"c"子类别被添加到N1、N2和N3类别（即N1c、N2c、N3c）。微卫星灶预示着相对较差的预后，与临床卫星、移行转移一起，均视为局部/区域转移。

2　免疫组化及荧光原位杂交检查

（1）HMB45在黑色素瘤中敏感性和特异性均较高。因能表达于表皮内及真皮浅层痣细胞，对原位、浅表黑色素瘤诊断及鉴别诊断无意义。PRAME在细胞核内表达，敏感性和特异性均较高。阳性时对原位、浅表黑色素瘤诊断及鉴别诊断有意义。p16用于评估肿瘤抑制基因状态，间接反映细胞周期调控，Spitz痣中表达，而Spitz痣样黑色素瘤阴性。H3K27me3为组蛋白甲基化标志物，有助于鉴别发生于先天巨痣基础上的黑色素瘤及良性增生性结节。

（2）SOX-10及S100在黑素细胞及其他神经嵴来源肿瘤中具有高敏感性和特异性，Melan-A/MART1为黑素细胞特异性抗原，常用于确认黑色素细胞肿瘤的诊断，但敏感性不一。常在表皮内和毛囊内黑素细胞表达。而在神经化或梭形黑素细胞可能为阴性，促纤维增生性黑色素瘤的侵袭性梭形细胞成分Melan-A/MART1常阴性。MITF在大多数黑素细胞痣和原发性黑色素瘤中均匀表达。PNL2与Melan-A/MART1相似，敏感性高，主要用于标记黑素细胞和黑色素瘤。

（3）Ki-67为肿瘤增殖活性抗原，PHH3是鉴别良恶性肿瘤的主要抗原，核分裂标志物，与肿瘤的组织学分级及预后评估密切相关。

（4）PD-L1高表达者与PD-1抗体治疗效果密切相关。检测PD-L1表达对治疗药物选择有重要参考意义，建议行常规检测。

（5）VE-1是BRAFV600E突变相关抗体，对肿瘤负荷大的患者尽早使用，对选用靶向药有参考意义。

（6）CD31、D2-40用于标记血管与淋巴管，可观察管腔内有无瘤细胞。目前仅瘤栓被纳入微卫星灶。

（7）荧光原位杂交检测可用于极少数特殊病例的鉴别诊断，推荐使用六色荧光原位杂交检测（CCND1、RREB1、MYB和6号染色体着丝粒、MYC和CDKN2A）。

3 前哨淋巴结（SLN）组织处理方法及病理报告

目前国际上无统一的切片方法及报告模式。根据临床工作需求及实际操作的可行性，本指南建议：沿淋巴结长轴一分为三，共2个切面3个石蜡包埋块，中间的包埋块切片时尽可能修至淋巴结中轴。3个面切片各切1张片行HE染色，阳性直接出报告。全部切片均阴性的淋巴结，每个蜡块切片2张行MelanA及SOX10染色。阳性淋巴结应在报告中打印瘤细胞最多的图片供临床医生参考。

4 黑色素瘤病理及临床分期

黑色素瘤临床分期根据病理的肿瘤浸润深度（T）、区域淋巴结转移（N）及远处转移（M）综合后分为临床Ⅰ、Ⅱ、Ⅲ、Ⅳ期。下列各表根据文献改进而得。

4.1 肿瘤浸润深度（T）分级

表2-2

原发肿瘤（T）分期	厚度	溃疡
TX：原发肿瘤厚度不能测量	不适用	不适用
T0：无原发肿瘤的证据	不适用	不适用
Tis：原位黑色素瘤	不适用	不适用

原发肿瘤（T）分期	厚度	溃疡
T1	≤1mm	不知道或未明确指出
T1a	<0.8mm	无溃疡
T1b	<0.8mm 0.8~1.0mm	有溃疡 有或无溃疡
T2	>1.0~2.0mm	不知道或未明确指出
T2a	>1.0~2.0mm	无溃疡
T2b	>1.0~2.0mm	有溃疡
T3	>2.0~4.0mm	不知道或未明确指出
T3a	>2.0~4.0mm	无溃疡
T3b	>2.0~4.0mm	有溃疡
T4	>4.0mm	不知道或未明确指出
T4a	>4.0mm	无溃疡
T4b	>4.0mm	有溃疡

4.2 肿瘤区域性转移（N）分级

根据淋巴转移数量分为 N1、N2、N3，再将淋巴转移为临床隐匿或临床显性细分为 a、b。c 为有移行转移、卫星灶和/或微卫星灶，根据淋巴结受累个数分级：0个 N1c；1个 N2c；2个 N3c。

表2-3

区域淋巴结（N）分期	淋巴结受累个数
NX	区域淋巴结无法评估
N0	无区域淋巴结转移
N1	1个淋巴结受累
N1a	1个临床隐匿淋巴结受累
N1b	1个临床显性淋巴结受累

区域淋巴结 （N）分期	淋巴结受累个数
N1c	有移行转移、卫星灶和/或微卫星灶，0个淋巴结受累
N2	2~3个淋巴结受累
N2a	2~3个临床隐匿淋巴结受累
N2b	2~3个淋巴结受累，其中至少1个为临床显性淋巴结
N2c	有移行转移、卫星灶和/或微卫星灶，1个淋巴结受累
N3	4个及以上淋巴结受累，或任何融合淋巴结
N3a	4个及以上临床隐匿淋巴结受累
N3b	4个及以上淋巴结受累，至少1个为临床显性淋巴结，或有融合淋巴结
N3c	有移行转移、卫星灶和/或微卫星灶，2个淋巴结受累

4.3 肿瘤远处转移（M）分级

以M0表示无远处转移，M1表示远处转移。再根据转移部位分为a、b、c、d 4级。

表2-4

M0	没有远处转移的证据
M1	有远处转移
M1a	远处转移至皮肤、软组织和/或非区域淋巴结
M1b	远处转移至肺，包含或不包含M1a中的部位
M1c	远处转移至非中枢神经系统的内脏器官，包含或不包含M1a和M1b中的部位
M1d	远处转移至中枢神经系统，包含或不包含M1a，M1b或M1c中的部位

血清乳酸脱氢酶（LDH）水平正常，在分级后标记为（0），升高标记为（1），如：M1a（0）、M1a（1）、…、M1d（1），未测或不明则不加标记，如M1a、M1b等。LDH升高是预后不良的指标，但临床需除外众多非肿瘤因素导致的LDH升高。

4.4 临床分期（TNM）

临床分期通过病理及影像学资料，根据肿瘤浸润深度（T）、区域转移（N）综合评估而得下表。Ⅳ期在文献中以M1a、M1b、M1c、M1d表示，本指南建议将黑色素瘤Ⅳ期以对应的ⅣA、ⅣB、ⅣC、ⅣD表示，从而使临床Ⅰ期、Ⅱ期、Ⅲ期及Ⅳ期一目了然。

表2-5

	N0	N1a	N1b	N1c	N2a	N2b	N2c	N3a	N3b	N3c
Tis	0	--	--	-	-	-	-			
T0	-	-	ⅢB	ⅢB	-	ⅢC	ⅢC	-	ⅢC	ⅢC
T1a	ⅠA	ⅢA	ⅢB	ⅢB	ⅢA	ⅢB	ⅢC	ⅢC	ⅢC	ⅢC
T1b	ⅠA	ⅢA	ⅢB	ⅢB	ⅢA	ⅢB	ⅢC	ⅢC	ⅢC	ⅢC
T2a	ⅠB	ⅢA	ⅢB	ⅢB	ⅢA	ⅢB	ⅢC	ⅢC	ⅢC	ⅢC
T2b	ⅡA	ⅢB	ⅢB	ⅢB	ⅢB	ⅢB	ⅢC	ⅢC	ⅢC	ⅢC
T3a	ⅡA	ⅢB	ⅢB	ⅢB	ⅢB	ⅢB	ⅢC	ⅢC	ⅢC	ⅢC
T3b	ⅡB	ⅢC	ⅢC	ⅢC	ⅢC	ⅢC	ⅢC	ⅢC	ⅢC	ⅢC
T4a	ⅡB	ⅢC	ⅢC	ⅢC	ⅢC	ⅢC	ⅢC	ⅢC	ⅢC	ⅢC
T4b	ⅡC	ⅢC	ⅢC	ⅢC	ⅢC	ⅢC	ⅢC	ⅢD	ⅢD	ⅢD

第五节 黑色素瘤的分子诊断

恶性黑色素瘤的分子检测可发现一些特定的基因突变如 BRAF、NRAS、KIT 等，以及一些不太常见的基因融合及突变位点及基因变异。这些基因变异与恶性黑色素瘤的发生、发展、诊断、治疗及预后密切相关。

常见的分子检测方法包括免疫组化（IHC）、比较基因组杂交（CGH）、荧光原位杂交（FISH）、Sanger-PCR、基因表达谱分析（GEP）、单核苷酸多态性（SNP）分析和下一代基因测序（NGS）、单细胞测序（single cell RNA sequencing，sc-RNA Seq）、空间转录组测序（spatial sequencing）等。

1 与靶向治疗相关的基因变异

1.1 BRAF基因突变

BRAF基因是一个原癌基因，其编码的BRAF蛋白是一种丝氨酸苏氨酸激酶，可激活丝裂原活化激酶通路。该基因突变会导致细胞生长和增殖不受抑制。中国黑色素瘤人群中BRAF突变率是25.9%，BRAF突变型黑色素瘤预后更差。

BRAF 基因突变最常见于第 600 位密码子（V600），最常见的是 V600E（80%），但也包括

V600K（15%）和 V600 R / M / D / G（5%）。BRAF 的
V600 突变与 BRAF 抑制剂的敏感性相关。不存在
BRAF激活突变的患者不应使用BRAF抑制剂。

约 5% 的黑色素瘤中也发现了 BRAF 基因外显子
15 中第 600 位密码子（V600 突变）之外的 BRAF 突
变（如 BRAF L597 和 BRAF K601）和 BRAF 融合。外
显子 15 中 V600 附近的密码子突变显示对 MEK 抑制剂
以及 BRAF 和 MEK 抑制剂联合使用产生应答。BRAF
融合也显示对 MEK 抑制剂和非特异性 BRAF 抑制剂
（如索拉非尼）产生反应。但是外显子 11 或外显子 15
中其他密码子突变未显示对 BRAF 或 MEK 抑制剂产
生反应。

目前 BRAF 突变恶性黑色素瘤患者的 BRAF 抑制
剂联合 MEK 抑制剂的靶向治疗在晚期及辅助治疗中都
发挥了重要的作用。如 BRAF 突变阳性的Ⅲ期皮肤及
肢端恶性黑色素瘤的辅助治疗在 RFS 方面有显著差距，
但 OS 无明显差距。

1.2　C-KIT突变

KIT 是一种受体酪氨酸激酶，可促进细胞生长和
增殖。KIT 突变存在于 10%~15% 的黏膜和肢端来源的
黑色素瘤。KIT 突变可能发生在基因的多个"热点"
中，并且它们对 KIT 抑制剂（例如伊马替尼、舒尼替
尼、尼罗替尼）治疗的敏感性不同。如 KIT 外显子 11

及 13 突变（V559D、L576P、K642E、W557R）等对 KIT 抑制具有高度的敏感性。KIT 外显子 17 突变（如 D816H 突变）和 KIT 扩增对 KIT 抑制剂具有极轻微敏感性或没有敏感性。

1.3 NRAS 突变

NRAS 是一种 GTP 酶，可激活丝裂原活化蛋白激酶信号传导和其他信号传导通路，从而导致细胞生长和增殖。NRAS 突变存在于约 15% 的皮肤、肢端和黏膜黑色素瘤中。MEK 抑制剂如司美替尼、妥拉美替尼、考比替尼、曲美替尼等可能在部分 NRAS 突变患者中产生反应。目前认为 NRAS 突变的患者存在 KIT 及 BRAF 突变的概率较低，NRAS 突变的存在可能会识别出无法从其他分子检测获益的患者，且对免疫治疗的疗效有一定的影响，因此 NRAS 突变与局部和晚期黑色素瘤的较低生存率相关。

2 具有潜在免疫治疗效用的生物标志物

2.1 PD-L1

PD-L1 是一种共刺激分子，可由肿瘤细胞和肿瘤浸润性巨噬细胞等表达，并抑制 T 细胞介导的抗肿瘤反应。PD-1（T 细胞上的一种受体）与 PD-L1 结合，从而抑制 T 细胞活化。作为黑色素瘤的主要治疗方式，抗 PD-1 治疗在恶性黑色素瘤的治疗中占据重要的地位。PD-L1 的免疫组织化学检测可能有助于识别更有可能对免疫检查点抑制剂产生反应的黑色素瘤患者。

PD-L1 表达能否区分 ICBs 治疗获益的患者，受多方面因素的影响，如 IFN-γ 信号通路情况、STAT3 及 NF-κB 通路情况、MAPK 或 PI3K/Akt 通路等调节 PD-L1 表达等。肿瘤微环境中浸润的免疫细胞亦可表达 PD-L1，且 PD-L1 的表达存在时空异质性；不同的试验使用不同公司的 PD-L1 免疫组化抗体，且没有设定统一的阳性截断值，导致临床上无法形成统一标准；肿瘤细胞可以同时表达其他多种免疫检查点如 TIGIT、LAG-3，TIM-3 和 CTLA-4 等，以逃避免疫系统的监测。

2.2　肿瘤浸润性淋巴细胞

肿瘤浸润性淋巴细胞（tumor infiltrating lympho-cytes，TILs）是机体抗肿瘤免疫的主要效应细胞，也是 ICBs 作用的靶细胞。在多种实体瘤中肿瘤组织内 TILs 的浸润程度和类型显著影响肿瘤患者的预后。研究发现，响应抗 PD-1 单抗治疗的患者治疗前肿瘤边缘和间质内的 CD8$^+$ T 淋巴细胞的浸润密度显著高于肿瘤进展的患者。

一 第三章 ────────

黑色素瘤的内科治疗

第一节 I−IV期黑色素瘤术后辅助治疗

临床 I−IV期黑色素瘤术后辅助治疗推荐及依据如下。

1 I A期

建议观察。

2 I B~II A期

（1）建议观察或临床试验。

（2）免疫治疗：干扰素 α1b600μg隔日1次治疗6个月，300μg隔日1次治疗6个月[a]。

3 II B−II C期

（1）免疫治疗：帕博利珠单抗治疗1年[b]；或纳武利尤单抗治疗1年[c]；或干扰素 α1b600 μg隔日1次治疗1年[a]。

（2）靶向治疗：ⅡC期携带 BRAF^{V600E} 突变：维莫非尼治疗 1 年[d]。

4 ⅢA–ⅢD期（可切除的淋巴结转移，包含前哨淋巴结阳性、移行转移或卫星灶）

（1）免疫治疗：帕博利珠单抗 1 年[e]；或纳武利尤单抗 1 年[f]；或干扰素 α1b600 μg 隔日 1 次治疗 1 年，建议联合 PD-1 抑制剂治疗[g]；或特瑞普利单抗 1 年[h]；或长效干扰素 α2b 治疗 1 年[i]；或伊匹木单抗 3 年[j]；或粒细胞-巨噬细胞集落刺激因子（GM-CSF）1 年[k]。

（2）靶向治疗：携带 BRAF^{V600} 突变：达拉非尼 + 曲美替尼[l]；ⅢA、ⅢB 期携带 BRAF^{V600} 突变：维莫非尼 1 年[m]。

（3）其他治疗

1）肿瘤疫苗：或肿瘤细胞裂解物负载的树突状细胞疫苗（TLPLDC）/单纯肿瘤细胞裂解液疫苗（TL-PO）[n]。

2）其他临床试验。

5 Ⅳ期（可切除远处转移）

干扰素 α1b600 μg 隔日 1 次治疗 1 年，建议联合 PD-1 抑制剂治疗；余治疗推荐同 ⅢA–ⅢD 期。

【注释】

a. 对于Ⅱ期黑色素瘤患者，推荐高剂量干扰素α1b术后辅助治疗，干扰素α1b治疗完全切除ⅡB，ⅡC，ⅢB，ⅢC期患者的临床数据回顾性分析结果显示，中位无进展生存时间为43个月，3年和5年生存率分别为87%和80.9%。在此基础上《人干扰素α1b治疗黑色素瘤专家共识（2024版）》对具体推荐剂量及疗程进行了进一步的明确。

b. 2022年8月，FDA批准帕博利珠单抗（Pembrolizumab）单药作为12岁及以上ⅡB/C期黑色素瘤患者的术后辅助治疗。该获批基于KEYNOTE-716随机、双盲、安慰剂对照3期临床研究，其结果显示，帕博利珠单抗组的12个月无复发生存率为90%、安慰剂组为83%。帕博利珠单抗组18个月无复发生存率为86%、安慰剂组为77%，中位随访时间20.9个月时两组均未达到中位无复发生存期。第三次中期分析显示，中位随访时间27.4个月，帕博利珠单抗组中位无复发生存期为37.2个月，安慰剂组未达到，两组均未达到中位无远处转移生存期，与安慰剂相比，帕博利珠单抗显著改善了无远处转移生存期（HR=0.64）。帕博利珠单抗组有49例（10%）患者发生治疗相关严重不良事件，安慰剂组有11例（2%）患者发生治疗相关严重不良事件。无与治疗相关的死亡报告。

c.2023年10月13日FDA批准纳武利尤单抗（nivolumab）单药用于12岁及以上完全切除的ⅡB/C黑色素瘤患者的辅助治疗。这一获批是基于3期临床研究CheckMate 76K数据，纳入完全切除的ⅡB/C期患者790例，随机分组接受纳武利尤单抗（480mg，1次/4周）或安慰剂治疗12个月。结果显示纳武利尤单抗1年无复发生存率为89.0%，安慰剂组为79.4%，在纳武利尤单抗治疗各亚组中均观察到临床获益。纳武利尤单抗组治疗相关的3/4级不良事件发生率为10.3%，安慰剂组为2.3%。纳武利尤单抗组发生1例治疗相关死亡（0.2%）。

d.BRIM8研究是维莫非尼单药辅助治疗的随机、双盲、安慰剂对照Ⅲ期临床研究。入组患者为ⅡC~ⅢC期术后BRAF V600突变的黑色素瘤患者，结果显示在ⅡC~ⅢB期患者中，安慰剂组中位无远处转移生存期为36.9个月，维莫非尼组尚未达到，维莫非尼可降低46%的复发转移风险，但上述获益未在ⅢC期患者中观察到。

e.2017年FDA批准帕博利珠单抗用于Ⅲ期黑色素瘤手后辅助治疗。这一获批是基于3期临床研究KEYNOTE-054。该研究结果显示，与安慰剂相比，帕博利珠单抗辅助治疗1年能显著延长无复发生存期。帕博利珠单抗组1年无复发生存率为75.4%，安慰剂组为61%，无复发风险下降43%。在随后的3年随访期间，帕博利珠单抗辅助治疗持续改善患者无复发生存率。

f.2017年12月，FDA批准纳武利尤单抗作为ⅢB、ⅢC和Ⅳ期黑色素瘤患者术后辅助治疗。该获批基于Ⅲ期临床研究CheckMate238的数据。该研究交接过显示，纳武利尤单抗治疗组12个月无复发生存率为70.5%，伊匹木单抗组为60.8%，纳武利尤单抗组3~4级不良反应发生率仅为14.4%，显著低于伊匹木单抗组的45.9%。

g.一项干扰素α1b治疗ⅢB期或ⅢC期黑色素瘤临床数据回顾性研究结果显示，12个月、24个月、36个月的无复发生存率分别为75.4%、47.4%、37.2%；无远处转移生存率分别为83.6%、65.5%、62.2%；总生存率分别为100%、81.9%和71.5%。仅8.2%的患者出现3/4级毒性，未观察到与治疗相关的死亡。在此基础上《人干扰素α1b治疗黑色素瘤专家共识（2024版）》对具体推荐剂量、联合用药及疗程进行了进一步的明确。

h.我国的回顾性多中心队列研究比较PD-1单抗与维莫非尼在Ⅲ期恶性黑色素瘤辅助治疗的结果，纳入中国3所癌症中心120例已切除的Ⅲ期恶性黑色素瘤患者，接受帕博利珠单抗/特瑞普利单抗或维莫非尼的术后辅助治疗。结果显示，对于 BRAF^{V600E} 突变的患者，PD-1 单抗辅助治疗与维莫非尼辅助治疗相比，患者的无复发生存无显著差异。

i.EORTC 18991 随机对照临床试验结果显示，在 1256 名Ⅲ期黑色素瘤术后人群中，长效干扰素在 RFS 方面有明显优势，但 DMFS 和 OS 无显著差别。

j.2015 年 10 月 FDA 批准伊匹木单抗（Ipilimumab，CTLA-4 单抗）用于Ⅲ期黑色素瘤患者术后辅助治疗。该获批基于Ⅲ期随机对照研究 NCT00636168，该研究结果提示，伊匹木单抗组与安慰剂组 5 年无复发生存率分别为 40.8% 和 30.3%；两组 5 年总生存率分别为 65.4% 和 54.4%；两组 5 年无远处转移生存率分别为 48.3% 和 38.9%。伊匹木单抗组免疫相关的 3/4 级不良事件发生率较高，达到 41.6%，安慰剂组仅为 2.7%；伊匹木单抗组中有 5 例患者（1.1%）因免疫相关不良事件而死亡。

k.一项Ⅱ期临床试验评价了粒细胞-巨噬细胞集落刺激因子（GM-CSF）作为Ⅲ-Ⅳ期恶性黑色素瘤患者术后辅助治疗的疗效。与对照组相比，接受 GM-CSF 治疗的患者 OS 和 PFS 均显著延长。研究组和对照组的中位生存期分别为 37.5 个月和 12.2 个月（$P<0.001$）。

l.COMBI-AD 研究是达拉非尼联合曲美替尼术后辅助治疗 BRAF^{V600E} 或 BRAF^{V600K} 突变Ⅲ期黑色素瘤的

随机、双盲、安慰剂对照的多中心Ⅲ期临床试验。该研究中显示，与安慰剂辅助治疗相比，达拉非尼联合曲美替尼显著改善3年无复发生存率。基于此证据，FDA批准达拉非尼联合曲美替尼作为BRAF$^{V600E/V600K}$突变Ⅲ期黑色素瘤辅助治疗药物。一项系统评价纳入两项BRAF$^{V600E/V600K}$突变Ⅲ期黑色素瘤术后辅助治疗随机对照试验，结果显示，与安慰剂相比，达拉非尼联合曲美替尼组的4年无复发生存期有显著改善（54% vs. 38%，HR = 0.49，95% CI：0.40-0.59）。另一项系统评价及meta分析研究纳入评估黑色素瘤辅助免疫治疗或靶向治疗的11项随机对照试验，发现单用维莫非尼治疗（P=0.479）或者使用达拉非尼联合曲美替尼治疗（HR，0.66；95% CI：0.53-0.83）对无复发生存期都有改善；在评估总生存期时，纳入8项研究，结果显示，使用达拉非尼联合曲美替尼治疗的总生存期仅次于伊匹木单抗3mg/kg联合纳武利尤单抗。另外有研究比较了纳武利尤单抗单药与达拉非尼/曲美替尼联合治疗的有效性。该研究纳入19项Ⅲ/Ⅳ期黑色素瘤术后辅助治疗随机对照研究，结果显示达拉非尼联合曲美替尼组在12个月的复发风险与纳武利尤单抗组相似，但12个月后纳武利尤单抗组患者的复发风险较低（24个月时 HR [95%CI]=0.46 [0.27-0.78]；36个月时 HR [95%CI]=0.28 [0.14-0.59]），且两组之间远处转移风险没有显著差异。

m.BRIM8研究是维莫非尼单药辅助治疗的随机、双盲、安慰剂对照Ⅲ期临床研究。入组患者为ⅡC~ⅢC期术后BRAF V600突变的黑色素瘤患者，结果显示在ⅡC~ⅢB期患者中，安慰剂组中位无远处转移生存期为36.9个月，维莫非尼组尚未达到，维莫非尼可降低46%的复发转移风险，但上述获益未在ⅢC期患者中观察到。

n.一项前瞻性、随机、双盲、安慰剂对照Ⅱb期试验评价了肿瘤细胞裂解物负载的树突状细胞疫苗（TLPLDC）和单纯肿瘤细胞裂解液疫苗（TLPO）作为Ⅲ/Ⅴ期黑色素瘤患者术后辅助治疗的疗效，结果显示，与安慰剂组相比，TLPO和TLPLDC疫苗接种组能36个月的DFS和OS延长。

第二节　晚期黑色素瘤治疗原则

1 晚期非肢端型皮肤黑色素瘤的治疗原则

1.1 驱动基因阴性非肢端型皮肤黑色素瘤的治疗原则

（1）一线治疗

1）免疫治疗：PD-1单抗[a]；或PD-1单抗联合CT-LA-4单抗[b]；或PD-1单抗联合LAG3单抗[c]；或PD-1

单抗联合大剂量干扰素α1b，600 μg隔日1次，治疗有效患者需用药至肿瘤完全消退后1年[d]。

2）化疗或化疗联合抗血管药物[e]。

（2）二线治疗

1）免疫治疗：如一线未使用过PD-1单抗，可使用PD-1单抗[f]；CTLA-4单抗联合溶瘤病毒瘤内注射[g]。

2）化疗：福莫司汀[h]；或化疗联合抗血管药物[i]。

3）免疫治疗联合抗血管生成治疗：PD-1单抗联合抗血管药物[j]。

【注释】

a.PD-1单抗在晚期黑色素瘤的治疗中发挥重要作用。CheckMate-066研究对比了纳武利尤单抗和达卡巴嗪在既往未经治疗的BRAF野生型晚期黑色素瘤患者的一线治疗的疗效。结果显示：达卡巴嗪组的5年OS率和PFS率分别为17%和3%，而纳武利尤单抗治疗组为39%和28%。纳武利尤单抗组的ORR为42%，达卡巴嗪组的ORR仅为14%。

b.CheckMate-067是一项随机、双盲、Ⅲ期临床研究，纳入了945例既往未接受治疗的不可切除的Ⅲ期或Ⅳ期黑色素瘤患者，评估了纳武利尤单抗或伊匹木单抗或纳武利尤单抗联合伊匹木单抗在转移性黑色素瘤患者中的疗效。结果表明：联合治疗组的中位PFS为11.5个月，纳武利尤单抗和伊匹木单抗的中位PFS

分别为6.9个月和2.9个月。联合治疗组的免疫相关3/4级不良反应发生率为55.0%，纳武利尤单抗和伊匹木单抗分别为16.3%和27.3%。另一项研究CheckMate-511纳入了360例既往未治疗的不可切除的Ⅲ期或Ⅳ期黑色素瘤患者，分别接受纳武利尤单抗1mg/kg+伊匹木单抗3mg/kg与纳武利尤单抗3mg/kg+伊匹木单抗1mg/kg治疗。结果显示：两组间的ORR、PFS或OS没有显著差异。

c.RELATIVITY-047是一项Ⅱ-Ⅲ期、全球双盲、随机试验，评估了与纳武利尤单抗治疗相比，瑞拉利单抗和纳武利尤单抗联合治疗既往未治疗的转移性或不可切除黑色素瘤患者中的疗效。结果显示：联合治疗组中位PFS为10.1个月，单药治疗组中位PFS为4.6个月，12个月无进展生存率分别为47.7%和36.0%，3级或4级治疗相关不良事件发生率分别为18.9%和9.7%。

d.一项纳入70例中国人群晚期黑色素瘤单中心回顾性研究结果提示：PD-1单抗联合大剂量人干扰素α1b联合方案一线治疗的ORR为32.8%，中位OS为18个月。在此基础上《人干扰素α1b治疗黑色素瘤专家共识（2024版）》对具体推荐剂量、联合用药及疗程进行了进一步的明确。

e.多项研究表明化疗可改善晚期非肢端型皮肤黑

色素瘤的无进展生存期（PFS）和总生存期（OS），化疗药物主要包括：达卡巴嗪、替莫唑胺、铂类、白蛋白紫杉醇或紫杉醇等。

一项基于中国人群的多中心随机、对照、双盲的Ⅱ期临床试验发现：达卡巴嗪联合恩度（重组人血管内皮抑制素）可以改善晚期黑色素瘤患者的PFS和OS。达卡巴嗪联合恩度组的中位PFS和OS分别为4.5个月和12.0个月，优于达卡巴嗪组（PFS：1.5个月和OS：8.0个月）。

英国的一项Ⅲ期临床研究纳入了305例晚期黑色素瘤患者，研究结果显示：接受替莫唑胺治疗的患者中位OS为7.7个月，达卡巴嗪的中位OS为6.4个月，中位PFS分别1.9个月和1.5个月，两者疗效相当。

与达卡巴嗪相比，白蛋白紫杉醇可以改善患者的PFS和OS。一项Ⅲ期随机、对照临床研究评估了白蛋白紫杉醇与达卡巴嗪在转移性黑色素瘤患者中的疗效。结果显示：白蛋白紫杉醇组的中位PFS和OS分别为4.8个月和12.6个月，优于达卡巴嗪组（PFS：2.5个月和OS：10.5个月）。

f.2018年至今，国家药品监督管理局已批准3种PD-1单抗用于不可切除或转移性黑色素瘤的二线治疗，分别为帕博利珠单抗、特瑞普利单抗和普特利单抗。

帕博利珠单抗的获批基于KEYNOTE-151研究。该研究结果显示：帕博利珠单抗在中国晚期黑色素瘤患者二线治疗中ORR为17.6%，中位DOR为13.8个月，中位PFS为2.8个月，中位OS为13.2个月，36个月PFS率和OS率分别为5.0%和22.3%。3/4级的不良反应发生率为12.6%。

特瑞普利单抗是首个获批二线治疗黑色素瘤的国产免疫检查点抑制剂。POLARIS-01研究纳入了128例中国晚期黑色素瘤患者，评估特瑞普利单抗在标准治疗失败的晚期黑色素瘤患者中的安全性和有效性。结果显示：ORR为17.3%，DCR为57.5%，中位PFS为3.6个月，中位OS为22.2个月。一项中国人群的单臂、多中心、Ⅱ期研究，评估了普特利单抗用于标准治疗失败的局部晚期或转移性黑色素瘤患者的疗效，ORR为20.17%，中位PFS为2.89个月，中位OS为16.59个月。≥3级的治疗相关不良事件发生率为15.1%（18/119）。

g.MITCI研究是一项开放标签、单臂、Ⅰb期研究，纳入50例转移性或不可切除的ⅢB/C或Ⅳ期黑色素瘤患者，给予伊匹木单抗联合溶瘤病毒瘤内注射治疗。结果显示：在所有接受治疗的患者中，ORR为30%。在未接受过PD-1单抗治疗的患者中为47%，在接受过PD-1单抗治疗的疾病进展患者中为21%。中位无免疫相关进展生存期为 6.2 个月，中位 OS 为 45.1 个月。14% 的患者发生了与治疗相关的 3 级或 4 级不良反应，均被认为与伊匹木单抗有关。

h. 一项 Ⅲ 期随机、对照研究纳入 229 例晚期皮肤黑色素瘤患者，随机分为达卡巴嗪组和福莫司汀组。结果表明：福莫司汀组的最佳 ORR 和中位 OS 高于达卡巴嗪组（15.2% vs. 6.8%；7.3 个月 vs. 5.6 个月），两组的中位反应持续时间（5.8 个月 vs. 6.9 个月）和进展时间（1.8 个月 vs. 1.9 个月）相似。福莫司汀组的不良反应发生率高于达卡巴嗪组：3/4 级中性粒细胞减少的发生率为 51% vs. 5%，血小板减少的发生率分别为 43% 和 6%。

i. 一项来自美国的回顾性研究纳入了 31 例转移性黑色素瘤患者，所有患者接受紫杉醇联合卡铂的治疗，中位治疗线数为 2 线。结果显示：紫杉醇联合卡铂治疗的患者 ORR 为 45%，中位 PFS 为 3 个月，中位 OS 为 7.8 个月。14 例患者获得的中位临床获益持续时间为 5.7 个月。由于该研究为回顾性研究，治疗的有效性和安全性亟待进一步的前瞻性研究验证。

j. 对 PD-1 失败的黑色素瘤患者，LEAP004 研究显示，仑伐替尼联合帕博利珠单抗的 ORR 为 21.4%，中位 OS 为 13.9 个月。

1.2　BRAF基因突变阳性非肢端型皮肤黑色素瘤的治疗原则

（1）一线治疗

1）免疫治疗：PD-1单抗联合CTLA-4单抗[a]；PD-1单抗联合LAG3单抗[a]；或PD-1单抗联合大剂量干扰素α1b，600 μg隔日1次，治疗有效患者需用药至肿瘤完全消退后1年[b]。

2）靶向治疗：BRAF抑制剂联合MEK抑制剂[c]；BRAF抑制剂[d]。

3）靶向治疗联合免疫治疗：BRAF抑制剂联合PD-L1单抗。

【注释】

a.多项研究证实免疫检查点抑制剂在BRAF突变的晚期黑色素瘤患者中具有一定的疗效。双免治疗在晚期黑色素瘤BRAF突变患者获益似乎与野生型相当，CheckMate-067研究中纳武利尤单抗联合伊匹木单抗在BRAFV600突变患者的ORR为52%。另一项RELATIVITY-047研究显示纳武利尤单抗联合瑞拉利单抗在BRAF突变型与野生型的疗效相似，HR分别为0.74和0.76。

b.CheckMate-037和KEYNOTE-001研究均显示出抗PD1单抗单药在BRAF突变的晚期黑色素瘤患者中疗效低于野生型，ORR均不足30%。KEYNOTE-151

显示：在BRAF突变的中国人群黑色素瘤患者中，帕博利珠单抗治疗的ORR仅为15%。一项纳入70例中国人群晚期黑色素瘤单中心回顾性研究结果提示：PD-1单抗联合大剂量人干扰素α1b联合方案一线治疗的ORR为32.8%，中位OS为18个月。在此基础上《人干扰素α1b治疗黑色素瘤专家共识（2024版）》对具体推荐剂量、联合用药及疗程进行了进一步的明确。

c.多项大型临床研究表明：达拉非尼联合曲美替尼可改善BRAF V600突变阳性不可切除或转移性黑色素瘤患者的生存率。COMBI-d研究是一项大型随机、双盲、对照临床试验，比较达拉非尼联合曲美替尼和达拉非尼联合安慰剂作为不可切除或转移BRAF V600E或V600K突变阳性黑色素瘤患者的一线治疗的疗效。研究结果显示：达拉非尼+曲美替尼组中位PFS和OS分别11.0个月和25.1个月，优于达拉非尼组（PFS：8.8个月和OS：18.7个月）。达拉非尼联合曲美替尼组的1年、2年总生存率分别为74%和51%，而达拉非尼组为68%和42%。另一项来自东亚人群的Ⅱa期临床研究，纳入了77例不可切除或转移性BRAF V600突变皮肤黑色素瘤的患者，达拉非尼联合曲美替尼组的ORR达到61%，中位DOR和PFS分别为11.3个月和7.9个月。

d.维莫非尼是首个在我国获批用于BRAF V600突

变阳性的不可切除或转移性黑色素瘤的BRAF抑制剂。维莫非尼在中国BRAFV600突变阳性不可切除或转移性黑色素瘤患者中的最佳ORR为52.2%，中位DFS为8.3个月，中位OS为13.5个月。

e.IMspire150是一项随机、双盲、安慰剂对照的Ⅲ期临床研究，纳入了514例BRAF V600突变阳性晚期或转移性黑色素瘤患者，分别接受阿替利珠单抗联合维莫非尼和考比替尼（阿替利珠单抗组）或安慰剂联合维莫非尼和考比替尼（对照组）治疗，研究结果显示：阿替利珠单抗组与对照组相比，PFS明显延长（15.1个月 vs. 10.6个月）。

1.3 KIT基因突变阳性非肢端型皮肤黑色素瘤的治疗原则

（1）一线治疗

同驱动基因阴性。

（2）二线治疗

1）靶向治疗：c-KIT抑制剂[a, b]。

2）其他可选方案同驱动基因阴性。

【注释】

a.一项基于中国人群的Ⅱ期、开放标签、单臂临床试验评估了伊马替尼在c-Kit突变阳性的转移性黑色素瘤患者中的有效性，结果显示：中位PFS为3.5个月，6个月PFS率为36.6%，DCR为53.5%，1年OS率为 51.0%。

b. 一项全球单臂Ⅱ期 TEAM 临床试验纳入了 42 例 KIT 突变晚期黑色素瘤患者，评估了尼洛替尼在既往未接受过 KIT 抑制剂治疗的 KIT 突变晚期黑色素瘤患者中的疗效。研究结果表明：ORR 为 26.2%，中位 PFS 和 OS 分别为 4.2 个月和 18.0 个月。

1.4 NRAS 基因突变阳性非肢端型皮肤黑色素瘤的治疗原则

（1）一线治疗

同驱动基因阴性。

（2）二线治疗

1）靶向治疗：MEK 抑制剂[a,b]。

2）其他可选方案同驱动基因阴性。

【注释】

a. 一项国内多中心、开放标签、单臂、Ⅱ期临床研究，纳入了 100 例 NRAS 突变阳性不可切除的Ⅲ期或Ⅳ期黑色素瘤患者，接受妥拉美替尼治疗。结果显示：中位 PFS 为 4.2 个月，1 年 OS 率为 57.2%。亚组分析显示：在既往接受过免疫治疗的患者中，ORR 为 39.1%，≥3 级的不良反应发生率为 68.0%。另一项基于国内人群的多中心Ⅰ期临床试验评估了妥拉美替尼在 NRAS 突变阳性的晚期黑色素瘤患者中的安全性和有效性，妥拉美替尼的 ORR 为 26.7%，DCR 为 86.7%，中位缓解持续时间为2.9个月，中位PFS为3.6个月。

b.一项多中心、随机开放标签的 Ⅲ 期临床研究，评估了比美替尼与达卡巴嗪在晚期 NRAS 突变黑色素瘤患者中的疗效和安全性，共纳入402例患者。比美替尼组的中位 PFS 为2.8个月，优于达卡巴嗪组（1.5个月）。比美替尼和达卡巴嗪的不良事件发生率分别为34%和22%。

2 特殊部位转移晚期皮肤黑色素瘤的治疗原则

2.1 伴有脑转移的皮肤黑色素瘤的治疗原则

（1）局部治疗

1）手术。

2）放疗：立体定向放疗[a]；全脑放疗[b]。

3）PD-1单抗鞘内注射[c]。

（2）全身治疗

1）化疗：替莫唑胺[d]。

2）化疗±抗血管药物。

3）免疫治疗：PD-1单抗；或 PD-1单抗联合 CTLA-4单抗。

【注释】

a.放疗在黑色素瘤脑转移的治疗中发挥着关键作用。立体定向放疗（SRS）可以用于辅助治疗或一线治疗，实现较高的局部控制率。

一项来自美国的回顾性研究纳入了 103 例黑色素瘤脑转移患者，评估了 SRS 在黑色素瘤脑转移中的疗效。结果显示：所有接受 SRS 治疗的患者的 1 年局部控制率为 49%。在仅接受初始 SRS 治疗的患者中，肿瘤体积 ≤2cm^3 的患者的 1 年局部控制率（LC）为 75.2%，优于体积 >2cm^3 肿瘤（42.3%）。另一项回顾性研究分析了 SRS 用于治疗 ≥5 个黑色素瘤脑转移灶的疗效。结果发现：6 个月和 12 个月时的 LC 分别为 91.3% 和 82.2%。自诊断为脑转移和接受 SRS 治疗起，中位 OS 分别为 9.4 个月和 7.6 个月。

尽管 SRS 经常用于治疗脑转移瘤，但其所带来的潜在毒性限制了其在较大病灶或敏感区域的应用。分段立体定向放疗（SRT）可作为 SRS 替代治疗，减轻放射毒性。来自美国的一项回顾性研究显示：接受 SRT 治疗的脑转移患者中位 OS 为 10.7 个月，中位局部进展时间为 17 个月，6 个月和 1 年时的 LC 分别为 68% 和 56%。另一项来自意大利的研究结果表明：接受 SRT 治疗的脑转移瘤患者，1 年和 2 年 LC 分别为 88% 和 72%，1 年、2 年 OS 率分别为 57% 和 25%。

b.澳大利亚开展的一项前瞻性、多中心、开放标签、Ⅲ期随机对照临床试验评估了全脑放疗、手术和/或 SRS 局部治疗颅内黑色素瘤的疗效。至今该研究仍在进行中。

c.英国的一项Ⅲ期临床研究结果显示：晚期黑色素瘤中替莫唑胺与达卡巴嗪两者疗效相当。另一项多中心、开放标签、Ⅱ期临床研究纳入151例黑色素瘤脑转移患者，评估替莫唑胺对不需要立即放疗的黑色素瘤脑转移患者的安全性和有效性。结果显示：在既往未经治疗的患者中，25%的患者有超过4个脑部病变，ORR为7%（1例完全缓解，7例部分缓解），中位OS为3.5个月。在既往接受治疗的患者中，21%的患者有超过4个脑部病变，1名患者出现部分缓解，6名患者（18%）的脑转移病情稳定，中位OS为2.2个月。

d.美国的一项Ⅰ期临床试验招募了25例黑色素瘤脑转移患者，同时于鞘内和静脉注射纳武利尤单抗。结果表明：纳武利尤单抗在任何剂量水平下均无剂量限制性毒性。中位OS为4.9个月，26周和52周的OS率分别为44%和26%。

2.2 伴有肝转移的皮肤黑色素瘤的治疗原则

（1）一线治疗

同驱动基因阴性治疗方案。

（2）二线治疗

1）同驱动基因阴性治疗方案。

2）免疫治疗：抗PD-1单抗联合溶瘤病毒瘤内注射[a]。

【注释】

a.基于中国人群的一项Ⅰ期临床研究，纳入30例伴有肝转移的黑色素瘤患者，评估特瑞普利单抗联合肝内注射OrienX010治疗肝转移Ⅳ期黑色素瘤患者的疗效。研究结果表明：中位PFS为7.0个月，中位OS未达到，3年OS率为51.5%。研究者评估的总体ORR为20.7%，DCR为48.3%，注射病灶的缓解率为31.0%，肝内非注射病灶的缓解率为30.0%，肝外转移病灶的缓解率为27.8%。

第四章

黑色素瘤的外科治疗

黑色素瘤诊疗过程的外科手术涉及活检、原发灶切除、前哨淋巴结活检、区域淋巴结清扫及姑息性手术如移行灶、寡转移灶的处理等。对于皮肤和肢端恶性黑色素瘤来说，需要按照临床和病理分期进行后续的外科治疗及综合治疗。

第一节 原发灶活检

1 活检规范要点

（1）对黑色素瘤患者实施根治性外科治疗前，必须通过活检，得到原发灶的恶性证据，并尽量充分提供临床相关因素，以决定后续的外科治疗方式。

（2）对可疑皮肤黑色素瘤的病变，切缘1~3mm、深度达皮肤全层至皮下组织的完整切除活检，是最理想的皮肤病灶活检方式。

（3）椭圆形/纺锤形切除活检的切口方向要和后续扩大切除的方向一致，要考虑到肢体淋巴管的引流方向。

（4）当受到一定因素限制无法进行完整切除活检时，对病灶最可疑恶性部分的部分活检可替代完整活检，但提供的临床信息有限。

（5）甲床纵行黑线的活检，不仅是活检指甲上的病灶，还要求切除活检甲床根部组织内的色素性病灶。

（6）黏膜及眼部可疑黑色素瘤病变的活检需要与专科医师沟通或由专科医师进行。

2 皮肤病灶的活检

皮肤病灶的活检需遵从原发灶活检规范。最理想的皮肤黑色素瘤活检是切缘 1~3mm 的完整切除活检。建议对可疑病灶的活检切缘不大于 3mm，以免影响局部皮肤的正常淋巴回流，对后续前哨淋巴结示踪造成干扰。如可疑病灶较大不能完整切除活检，可多点取材。

皮肤原发灶或浅表性淋巴结病变的细针穿刺活检（Fine Needle Aspiration Cytology，FNAC）有助于肢端和皮肤黑色素瘤患者的诊断，但可能对预后有不利影响（中位恶黑特异性生存 mMSS，FNAC vs no-FANC：95 月 vs. 144 月，$P=0.0508$；中位总生存 mOS，FNAC vs no-FANC：91 月 vs. 104 月，$P=0.024$）。

3 甲床纵行黑线的活检

甲床纵行黑线的活检仍遵从原发灶活检的规范，强调不是单纯的拔除指甲，应探查并活检甲根部甲母质返折下的指甲生发层区域内的黑斑组织。若黑斑已出现甲下或甲旁区域皮肤的浸润，也应一并切取活检。如结合皮肤镜等无创性检测显示有典型恶性黑色素瘤表现，同时甲及甲周皮肤出现典型的黑色丘疹、结节或溃疡，经跟患者充分沟通，可行全甲切除活检。

4 活检注意事项

（1）甲根部神经阻滞麻醉。

（2）拔除指（趾）甲或切除下半部的指（趾）甲角化部分。

（3）切开两侧甲母表面覆盖的皮肤，掀起皮瓣暴露甲母质区域。

（4）若甲母质有黑斑，尽量完整切除活检，切缘1~2mm。

（5）将受侵甲旁皮肤或甲床组织一并切除活检。

建议留取甲床黑线病活检前的照片。活检如未证实恶性，在未来随访中若出现再发甲床黑线，可比对其位置。

第二节 初治恶性黑色素瘤的外科处理流程

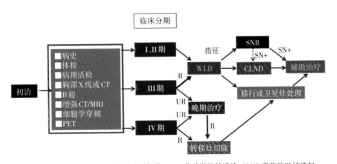

R可切除；UR不可切除；WLD原发灶广泛切除；SNB前哨淋巴结活检；CLND完整淋巴结清扫

图4-1 初治恶性黑色素瘤的外科处理流程图

对于初治的皮肤及肢端黑色素瘤患者，外科治疗前的临床检查至关重要。应根据充分的临床评估结果，进行初步临床分期，以决定后续治疗策略。

除了通过活检获得原发灶的相关信息外，在外科治疗前，还需对区域淋巴结和远处转移的状态做详细的临床评估，以确保准确的临床分期。

体格检查是临床诊断的第一步。通过对区域淋巴结的触诊，了解淋巴结的大小、质地、活动度、有无压痛等，判断淋巴结的转移状态。除淋巴结转移外，体格检查也有助于发现卫星灶、移行转移灶及远处浅表的皮肤和皮下转移等病灶。

影像学检查用于评估患者区域淋巴结和远处脏器

的转移情况。常见的影像学检查包括：胸部X线及CT检查排除肺部转移；增强CT或MRI检查排除淋巴结、腹盆腔脏器转移；转移性黑色素瘤MRI可表现为典型的短T1高信号及短T2低信号，常常用于肿瘤脑转移的诊断；骨扫描检查可在怀疑骨转移的情况下进行；PET/CT检查价格昂贵，不作常规推荐，但对于易发生全身转移的黏膜黑色素瘤、头颈部黑色素瘤、鼻咽部黑色素瘤、眼黑色素瘤或未发现原发灶的转移性黑色素瘤，可考虑行PET/CT检查以进行分期诊断。

对于区域淋巴结的临床评估，应至少包括：①临床触诊体格检查；②多普勒超声检查；③增强CT或MRI检查等影像学检查；④对于可触及的可疑的肿大淋巴结，可行细针穿刺进行细胞学病理检查。

第三节　Ⅰ/Ⅱ期病变的手术处理

尽管需要活检来获得黑色素瘤的病理诊断和病变厚度，为后续的外科手术切缘选择奠定基础，但临床工作中可灵活掌握，以避免患者的多次手术。对临床明确诊断的大的皮肤黑色素瘤，预计厚度超过2mm，可直接扩大2cm切除，避免二次手术；对高度疑为原位至Ⅰ期的皮肤黑色素瘤，可直接扩大0.5~1.0cm切除。对于肢端黑色素瘤来说，证据不足且可能对肢体功能影响较大，建议仍按照规范进行治疗。

1　一般的外科手术切缘有以下原则

1.1　原位癌

手术切缘距病变边缘 0.5~1cm：某些部位可采用慢 Mohs 显微手术。

病变厚度≤1mm：手术切缘距病变边缘 1cm。

病变厚度>1.0~2.0mm：手术切缘距病变边缘 1~2cm。

病变厚度>2.0~4.0mm：手术切缘距病变边缘 2cm。

病变厚度>4.0mm：手术切缘距病变边缘 2cm。

1.2　注意点

（1）切缘的定义：在实际临床手术开始前，在患者躯体患处用尺测量的距离肿瘤边缘的距离，即肿瘤活体切缘，而非肿瘤离体后测量侧切缘。这是因为肿瘤离体后和经福尔马林固定后，标本组织会出现皱缩。

（2）原位黑色素瘤：目前暂无 RCT 研究评估原位病灶的切缘；切除到皮下脂肪的深度可能是足够的。

（3）慢 Mohs 显微描记手术：对部分原位癌切除有帮助。头、颈部黑色素瘤切缘选择的循证医学证据亦尚不足。对由于解剖结构或功能要求限制无法达到理想切缘的，有条件的医院可考虑选择 Mohs 手术。对按照上述切缘规范切除但仍未达到阴性切缘的病灶，应进一步扩大切除，或选择 Mohs 手术。

（4）肢端型的黑色素瘤：目前切缘选择的循证医学证据尚不足，需参考其他。

（5）部位的切缘标准：对肢体末端的黑色素瘤，由于拇指（趾）截指和半足截肢等对功能影响较大，可能需要更精准的切缘，避免盲目扩大切缘或截指/趾手术。目前国内多中心回顾性研究表明，对厚度>2mm 的肢端型恶黑，切缘缩小到 1~2cm 并未影响局部复发、远处转移及总生存。在充分活检情况下，保留指（趾）的手术可能是甲下原位或厚度<0.8mm 黑色素瘤的一种选择，尽管还有待进一步研究。

（6）切缘的争议：目前有多项前瞻性随机临床试验用于评估原发恶性黑色素瘤的手术切除范围。《新英格兰医学杂志》发表的一项前瞻性随机临床试验提示对厚度小于 1mm 的恶性黑色素瘤，切缘从 3cm 缩小至 1cm 并未明显增加局部复发率。对中等及以上厚度恶性黑色素瘤切缘的确定亦基于多项前瞻性随机对照临床试验。《Lancet》发表的临床试验研究显示经长达 19.6 年的中位随访时间，发现对厚度大于 2mm 的黑色素瘤，切缘从 4cm 缩小到 2cm 是安全的。另一项纳入 900 例患者的随机对照研究对比了在厚度大于 2mm 的黑色素瘤中，切缘从 3cm 缩小到 1cm 的安全性，发现更小的切缘并未影响总生存，但会导致更差的黑色素瘤特异性生存（melanoma-specific survival，mMSS：HR：*P*=0.041）。

2　原发性黑色素瘤广泛切除的其他手术原则

（1）对于非原位黑色素瘤，通常情况下三维垂直切除需包括全层皮肤及深达肌筋膜的皮下组织，可保留深部的肌肉筋膜。但对浸润较深（Breslow厚度>4mm）、合并严重溃疡等不良因素的原发病灶，可考虑切除肌筋膜。

（2）对无色素型的黑色素瘤，切缘有时较难测量，可适当选择较大的切除范围，以保证切缘的阴性。

（3）扩大切除后的修复：修复方法应遵循由简入繁的原则，依次考虑直接缝合、植皮和皮瓣修复等。当受到解剖结构限制无法修复创面时，可酌情考虑进行局部肢体的切除。足底创面修补的原则是尽量恢复足底的三点受重区域，即足跟部、第一跖骨头及前跖外侧缘的皮肤完整性和耐压性，保证足的承重稳定性。

（4）危险因素包括：①合并溃疡；②Clark≥Ⅳ级；③结节型生长；④有丝分裂指数≥2/mm²；⑤消退现象等。

3 前哨淋巴结活检（SLNB）的适应证和一般原则

（1）SLNB的适应证为病变厚度>1.0mm或者病变合并溃疡。对于原位癌、厚度<0.8mm且不伴溃疡的病变不建议行SLNB。对于厚度介于0.8~1.0mm或者<0.8mm，但伴有其他危险因素的患者可行SLNB，需要MDT或者与患者沟通。这些危险因素包括：①Clark≥Ⅳ级；②结节型生长；③有丝分裂指数≥2/mm²；④色素消退现象等。

（2）SLNB是评估无大体转移征象临床Ⅰ、Ⅱ期黑色素瘤患者是否存在区域淋巴结微转移最准确也是创伤最小的分期手段。理论上前哨淋巴结的阴性状态反映其他引流区域尚未发生肿瘤转移，前哨淋巴结也应该作为阻止肿瘤细胞从淋巴结扩散的屏障。

（3）MSLT-Ⅰ和MSLT-Ⅱ研究中高加索黑色素瘤人群前哨淋巴结阳性率分别为16%和12%。中国黑色素瘤患者前哨淋巴结阳性率较高。据国内回顾性临床数据，T1期黑色素瘤前哨淋巴结转移概率为11.9%，T2期转移率为26%，T3期的转移概率31.9%，T4期的黑色素瘤约40.2%会发生前哨淋巴结转移。总体前哨淋巴结转移率约为28%。

（4）不同部位的皮肤病灶，其淋巴回流的区域不同。四肢的淋巴回流相对简单和固定。一般认为，上肢皮肤病灶第一站回流至同侧腋窝，下肢回流至同侧腹股沟，但也有肘部淋巴结、中肱淋巴结、腘窝淋巴结等中间淋巴站点。躯干的回流相对复杂，特别是背部、臀部、会阴部的回流。一般而言，单侧的病灶仅引流至同侧的区域淋巴结，但跨越中线的病灶存在双侧回流的可能。垂直方向上，一般以脐上2cm为界，以上的病灶回流至同侧腋窝，以下的病灶回流至同侧腹股沟，但跨越分界线的病灶也常伴有双侧转移可能。臀部和会阴部皮肤可直接回流至盆腔深部淋巴结。

（5）头颈部恶黑的淋巴回流复杂，常有多个淋巴结回流的区域。前哨淋巴结活检的特异性较差，前哨淋巴结活检的临床意义尚不能确定。

4 前哨淋巴结的示踪方法

（1）目前临床常用方法包括术前核素摄片定位、术中美兰等染料、吲哚菁绿染色定位以及伽马核素探测仪定位。临床常用于皮肤恶性黑色素瘤前哨淋巴结定位的同位素制剂为99m锝（Tc）标记的硫胶体（SCI）或美罗华单抗。

（2）核素摄片一般在术前进行，将示踪剂分多点注射于病灶周围，15~30分钟后进行摄平片或CT，并在患者体表定位标记。

（3）美兰/异硫兰/纳米碳等染色定位是一种视觉定位方法，相对核素示踪较为简便，且无放射性风险。缺点在于蓝染淋巴结的药物选择至今无定论，缺乏统一性。常用染色剂有亚甲基蓝（美兰，methylene blue）、异硫兰（isosulfan）、还有 Patent Blue V（三苯甲烷染料，triphenylmethane dye）。据文献报道，美兰定位可能会引起局部疼痛、过敏等不适反应。所以，为减轻患者的痛苦，在注射美兰时应同时局部注射适量利多卡因溶液以减少疼痛。一般染色定位的方法为术前 10~20 分钟于病灶周围分点注射 1~2ml 染色剂，局部按摩后即可在淋巴回流区域看到蓝染的淋巴结。

（4）核素示踪是在术中利用核素探测仪，探测术前核素摄片时停留在淋巴结内的核素量。理论上前哨淋巴结中的同位素摄取值最高，即为探测值最高的热点（Hot Spot）。切除后术野的核素摄取值将明显下降。在实际操作中要求切除探测最高值 10% 以上的所有淋巴结，即前哨淋巴结标本移除后，局部术野残腔摄取不高于前哨淋巴结探测最高值的 10%。

（5）吲哚菁绿荧光定位是近年来新兴前哨淋巴结示踪方法。在一篇共纳入 13 项研究的系统综述分析中，皮肤型黑色素瘤使用吲哚菁绿的前哨淋巴结检出率为 86%~100%。

（6）核素示踪和美兰染色、吲哚菁绿荧光定位各有利弊。核素示踪在原发病灶过于靠近区域淋巴结情况下，由于整个核素的高摄取背景，可能无法定位淋巴结，且核素的放射性和需要探测仪等这些缺点使其很难广泛应用。美兰染色有一定过敏概率，且易造成原发灶术野的染料残留。吲哚菁绿荧光定位简单易行，可无创定位到前哨淋巴结，但在皮肤较厚的患者中存在体外显影困难等问题。因此，在实际临床上，推荐两种方法的合用以提高SLN定位的准确性。根据国外的文献报道，单纯染色定位的成功率为85%~92%不等，单纯核素示踪的成功率约为92%~95%，两者相结合后的成功率可高达97%。

（7）对原发灶位于躯干中轴线、脐周等引流方向较多或不明确的部位，推荐使用核素或吲哚菁绿定位。

（8）SLNB建议于扩大切除之前完成示踪剂的注射和淋巴结定位。原发灶较大范围的切除，甚至复杂的皮瓣修补，可能改变局部皮肤的淋巴回流，造成SLN定位的不准确或定位困难。

1 完整区域淋巴结清扫（CLND）的原则

1.1 皮肤型病变

若无淋巴结转移的证据，不做预防性区域淋巴结清扫。

若临床显性淋巴结转移或者SLNB阳性，建议做区域淋巴结清扫。

对于经SLNB证实的临床隐匿性淋巴结转移不做清扫的话，必须在规范治疗的基础上进行区域淋巴结的密切随访。

1.2 肢端型病变

若无淋巴结转移的证据，不做预防性区域淋巴结清扫。

若临床显性淋巴结转移，建议做区域淋巴结清扫。

对于经SLNB证实的临床隐匿性淋巴结转移且>1个前哨淋巴结转移，建议做区域淋巴结清扫。若不做清扫的话，必须在规范治疗的基础上进行区域淋巴结的密切随访。

对于经SLNB证实有1个前哨淋巴结转移且原发灶同时伴有厚度>2mm 和/或 Clark 分级 Ⅳ-Ⅴ级的危险因

素时，建议做区域淋巴结清扫。若不做清扫的话，必须在规范治疗的基础上进行区域淋巴结的密切随访。

【注释】

区域淋巴结清扫的免除应是在患者可以进行及时规范治疗、密切且规范区域淋巴结随访的条件下尝试。否则仍建议进行即刻区域淋巴结清扫。

根据国内回顾性数据，厚度 >2~4mm 及 >4mm，non-SLN 阳性的风险分别增

加 1 倍和 3 倍。Clark 分级 Ⅳ – Ⅴ 级，non-SLN 阳性的风险增加 1.3 倍。

2 淋巴结清扫术的原则

（1）区域淋巴结须充分清扫。

（2）除非皮肤受累，皮瓣游离至清扫边界时皮瓣的厚度应不小于 5mm，可疑淋巴结周围正常脂肪组织的切缘不小于 2cm，肿瘤紧邻或压迫神经血管束时，可将外鞘甚至外膜一并切除。

（3）通常各部位清扫淋巴结个数应达到一定数目：腹股沟 >10 个，腋窝 >15 个，颈部 >15 个。

（4）在腹股沟区，临床影像检查证实存在髂窝淋巴结转移，或腹股沟淋巴结转移数 >3 个，或证实 Cloquet（股管）淋巴结转移，可同时行髂窝和闭孔区淋巴结清扫。

（5）对头颈部原发皮肤恶性黑色素瘤，若存在腮腺淋巴结显性或微转移，建议在颈部引流区域淋巴结清扫同时行浅表腮腺切除术。

（6）如受客观条件所限，仅行转移淋巴结的切除，需采用超声或 CT、MRI 严密监测淋巴结复发情况。

（7）目前有少量文献报道腔镜下行腹股沟淋巴结清扫。在一项前瞻性随机对照研究中纳入了 102 例患者对比了开放和腔镜下腹股沟淋巴结清扫的优劣，其中包括了部分恶性黑色素瘤患者。对黑色素瘤患者，中位总生存期为 68.8 个月，无复发生存期为 18.5 个月，腹股沟中位无复发生存期未达到。余多为小样本回顾性分析和个案报道，证据级别较低。本指南不建议常规性腔镜下腹股沟淋巴结清扫术，但可作为临床试验开展。

3 SLN 阳性后即刻 CLND 的争议

近年来，多项回顾性非随机研究否定了 CLND 对前哨淋巴结转移患者的价值。此外，两项重要的 Ⅲ 期前瞻性多中心随机对照临床研究，即 MSLT-Ⅱ 和 DeCOG-SLT 研究表明，在前哨淋巴结转移患者中，即刻 CLND 并未提高黑色素瘤特异性生存率。这些试验为 SLN 阳性患者免除即刻 CLND 提供了强有力的证据。

然而，在MSLT-Ⅱ和DeCOG-SLT中，80%以上的入组患者只有一个SLN阳性，且大部分即刻CLND的患者并未再次检出转移淋巴结。更重要的是，两个临床试验入组的患者绝大部分为非肢端型恶性黑色素瘤。因此，对非肢端皮肤型患者，如有条件行密切区域淋巴结随访且有规范及时的治疗，可以考虑免除即刻CLND。对于肢端型恶黑，目前国内仅有少量回顾性研究可参考。在一项多中心回顾性临床研究中，共入组328例SLN阳性且进行了即刻CLND的患者，其中有220例为肢端型患者。研究发现，非前哨淋巴结（Non-SLN）黑色素瘤转移阳性的患者DFS和OS更差，而Breslow厚度、Clark分级和SLN阳性个数为Non-SLN阳性与否的独立预测因素。且根据我国黑色素瘤患者的统计，原发灶平均的Breslow>3.5mm，溃疡率可高达60%，SLN阳性率近30%，清扫术后非前哨淋巴结的阳性率也近30%。因此，中国黑色素瘤患者的肿瘤负荷明显高于欧美，在临床实践中，SLN阳性后能否放弃即刻CLND，还有待商榷。综上，结合国情，对肢端型患者，如前哨淋巴结单个阳性且合并危险因素或>1个阳性的患者，仍然建议行即刻CLND。免除CLND应在MDT to HIM讨论及与患者充分知情讨论后决定。

第五节 移行转移灶的外科处理

移行转移的外科处理应根据不同的肿瘤负荷采取适当的治疗模式。对于肿瘤负荷较大的患者应考虑局部治疗和全身系统性治疗相结合的模式。

目前，对于无法接受手术的多发移行转移，可考虑进行脉管内热药治疗，主要分为隔离热灌注化疗（ILP）和隔离热输注化疗（ILI）。两者治疗的共同点在于，在肿瘤累及部位的肢体近端动静脉内插管并将其暂时阻断，将有效的化疗药物加热后送入局部的血管内，使其在局部达到较高的血药浓度产生杀瘤作用，同时药物又不会进入全身的循环系统，减少了全身的毒性和不良反应。但对于预防性的肢体灌注，目前无临床证据支持。

除外科切除和介入治疗外，目前对于移行转移的患者还有一些局部治疗的报道。例如瘤内注射，注射的药物包括免疫源性的药物，例如卡介苗、干扰素、白细胞介素、灭活病毒和化学消融物质等，也有配合瘤内注射化疗的电刺激治疗，或冷冻治疗等。其共同特点是除了局部直接杀伤病灶外，也使得病灶内的肿瘤免疫源性物质释放，引起机体的全身免疫抗肿瘤作用。Ⅲ期临床 OPTiM 研究已证实，瘤内注射单纯疱疹病毒疫苗 T-VEC，客观缓解率可达 26.4%，完全消退

（CR）率10.8%。其中，注射病灶、非注射病灶和脏器转移灶的缓解率分别为33%、18%和14%。此外，瘤内治疗联合免疫检查点抑制剂治疗后疗效进一步提高。

第六节　可完全切除的Ⅳ期患者的外科治疗

对于有单个或者多个可完全切除的Ⅳ期黑色素瘤患者，外科治疗可以选择原发灶广泛切除+转移灶R0切除。若有残留病灶，则应按照不可切除Ⅳ期患者进行治疗。

1 腋窝淋巴结清扫要点

基本同乳腺癌的清扫范围，但需注意不同部位的病灶易出现转移的部位可能略有差别。胸壁的病灶同乳腺癌，易在前锯肌背阔肌表面出现淋巴结，但上肢的病灶易沿腋血管走向出现转移直至腋顶。具体手术步骤如下：体位取平卧位，患侧上肢肩关节外展活动，肩部可抬高放置。切口取腋中线小反"S"切口，自胸大肌下缘至背阔肌前缘，并沿背阔肌前缘延伸2~3cm。分离两侧皮瓣，前方至胸大肌外缘，后方至背阔肌前缘，上方在胸大肌与三角肌交界处，下方至肋弓第5或第6肋间水平，并暴露内侧的前锯肌。外侧于邻近胸大肌止点下缘水平切开锁骨下区的深筋膜，暴露腋静脉，打开血管鞘，然后沿腋静脉主干小心分离，依次于腋静脉下方水平断扎腋动静脉的各细小分支，至胸小肌外侧缘，向上方拉开胸小肌，继续分离腋静脉至腋尖淋巴结及脂肪组织与静脉分离。内侧沿胸大肌外缘将脂肪组织连同胸大肌肌膜掀起，将胸大小肌间脂肪组织及淋巴结向外牵引，同样将胸小肌肌膜掀起，达胸壁。标本向外侧牵引，可见到贴胸壁的胸长神经，应将标本与胸长神经予以分离避免损伤。后方于背阔肌表面将肌膜掀起，下方至胸背神经血管入肌点以下，自腋动静脉起点至入肌点将胸背血管神经游离保护，脂肪组织及其内淋巴结牵向内侧，于前锯肌表面贴胸壁与前方会合。标本向下牵引，再次牵开胸小肌，将腋尖脂肪组织及淋巴结游离，必要时可延至锁骨下，标本整块断离。

2 腹股沟淋巴结清扫要点

腹股沟淋巴结清扫的要点在于股三角区的解剖，但对于会阴部或下腹壁的病灶，也应注意会阴部浅血管分支周围或腹股沟韧带表面区域的淋巴结的清扫。具体步骤如下：体位一般选择平卧位，患侧下肢髋关节略外旋外展，膝关节屈曲30°~45°，可于关节处抬高。切口起自髂前上棘上内侧两横指，向下略向内侧至腹股沟韧带中外1/3处，然后沿腹股沟韧带向内侧达股血管表面，再沿血管体表投影纵形向下达股三角顶点。清扫范围上至腹股沟韧带中点上5cm，下至股三角顶点，外侧至缝匠肌外侧缘，内侧至股内收肌群（长收肌）内缘，近端通常暴露精索或子宫圆韧带。深度在腹股沟韧带上方达腹外斜肌腱膜表面，内外侧达上述二肌肌膜下。从外向内依次暴露股神经、股动脉和股静脉，内外侧股血管表面常规将血管鞘打开。向下暴露股三角尖的大隐静脉主干，断扎大隐静脉，然后由外下至内上掀起标本，依次断扎股动静脉的各属支，于腹股沟韧带下方股静脉内侧探查Cloquet淋巴结，必要时送术中病理检查，最后于卵圆窝处根部断扎大隐静脉，标本完整切除。

3　髂窝淋巴结清扫要点

髂窝淋巴结清扫术一般在腹股沟清扫基础上进行，当Cloquet淋巴结（股管淋巴结）阳性，或腹股沟淋巴结转移数目超过3枚或影像学提示已经存在髂窝淋巴结转移时，应考虑行髂窝淋巴结清扫。具体步骤如下：体位同腹股沟清扫，消毒铺单时要求保持下肢活动方便，出现出血等紧急情况时变化下肢体位，术前进行导尿排空膀胱。切口一般以腹股沟韧带切口向上朝第11肋尖方向延长切口，切开腹股沟韧带，依次切开腹壁肌肉，将腹膜后脂肪向内侧推开，并向内侧推开后腹膜，显露髂外血管和闭孔。髂窝清扫的重点主要有两方面。首先是沿髂外血管清扫的清扫，显露动静脉主干，注意辨认腹股沟韧带上方的分支腹壁下动静脉，如肿瘤累及该分支可结扎切掉，将血管周围脂肪组织连同淋巴结向外牵引，达髂内外血管分叉处。探查上方髂总周围如有可疑淋巴结应予以一并清扫。其次是闭孔淋巴结的清扫，在腹股沟韧带水平髂外血管内侧暴露闭孔神经和血管，注意保留，清扫周围的淋巴结上至髂内血管，下至闭孔内缘，注意保护内侧膀胱等脏器，将标本完整移除。

4　腘窝淋巴结清扫要点

　　腘窝淋巴结清扫非常规清扫部位，通常只有在明确存在大体转移时才行清扫手术。具体步骤如下：患者取俯卧位，患肢伸直，膝关节垫高，近端取止血带止血，患肢驱血。切口取 S 型，视肿瘤解剖位置从内上至外下或相反，分离两侧皮瓣，暴露股二头肌、半腱半膜肌的肌腱和腓肠肌的内外侧头，其所围成的菱形区域即为清扫的范围，四周沿肌筋膜表面将脂肪组织分离，胫神经和腓总神经可锐性游离保护，转移肿大的淋巴结往往位置较深，位于静脉表面，深部打开腘动静脉血管鞘，结扎细小分支，小心分离保护血管，标本完整移除。

— 第五章 —

ⅢB–Ⅳ期可切除黑色素瘤的新辅助治疗

1 ⅢB–Ⅳ期可切除皮肤黑色素瘤的免疫检查点阻断剂新辅助治疗

表5–1

临床分期	分层	治疗推荐
ⅢB–ⅢD期		帕博丽珠单抗200mg，3周1次，共3次[a] 纳武利尤单抗3mg/kg联合伊匹木单抗1mg/kg，3周1次，共2次[b]
Ⅳ期		帕博丽珠单抗200mg，3周1次，共3次[c]

【注释】

a. 根据 SWOG 1801 （NCT03698019）的研究结果，与帕博丽珠单抗单药辅助治疗组相比，Ⅲ–Ⅳ期可切除黑色素瘤患者帕博丽珠单抗单药新辅助治疗组2年EFS率显著提高至72%，MPR为53%，pCR为38%。此研究使帕博丽珠单抗在澳洲获批新辅助治疗适应证。

b. 根据 PRADO（NCT02977052 扩展队列）的研究结果，Ⅲ期可切除黑色素瘤患者纳武利尤单抗联合伊匹木单抗新辅助治疗组 2 年 EFS 率显著提高至 85%，MPR 为 61%，pCR 为 49%。但要注意 3-4 级免疫相关不良反应发生率为 22%。根据 NADINA（NCT04949113）的研究结果，Ⅲ期可切除黑色素瘤患者纳武利尤单抗联合伊匹木单抗新辅助治疗组 1 年 EFS 率显著提高至 83.7%，MPR 为 59%。但要注意 3-4 级免疫相关不良反应发生率为 29.7%。

c. 考虑到中国皮肤黑色素瘤患者抗 PD-1 治疗的 ORR 率不超过 20%，抗 PD-1 治疗用于新辅助治疗有一定的风险，可能使部分能手术的患者延误治疗。因此新辅助治疗不作为常规推荐，可以做探索性应用或开展临床实验；若患者有抗 PD-1 治疗疗效预测指标提示可能获益，如 PD-L1 高表达、TMB 高、MSI 高度不稳定、DNA 错配修复基因高表达等，则新辅助治疗获益的可能性更大，可以积极探索。

2　ⅢB-Ⅳ期可切除BRAFV600E突变黑色素瘤的靶向药物新辅助治疗目前无Ⅲ期临床试验依据推荐。但对于肿瘤负荷较重，处于边界可切除的BRAF突变的黑色素瘤，可考虑进行靶向术前缩瘤治疗

表5-2

临床分期	分层	治疗推荐
ⅢB-Ⅳ期	肿瘤负荷较重，或考虑切除有困难时	达拉非尼 3mg bid + 曲美替尼 2mg qd 术前治疗 8~12 周

【注释】

尽管对于ⅢB-Ⅳ期可切除BRAFV600E突变黑色素瘤的靶向药物新辅助治疗目前无Ⅲ期临床试验依据推荐。目前已有包括Combi-neo、NeoCombi、NeoTrio、NeoActivate但Ⅱ期研究，证实了双靶术前治疗稳定的缩瘤率，此外REDUCTOR研究也显示，对于局部晚期无法切除的黑色素瘤，达拉非尼联合曲美替尼的术前治疗可使肿瘤缩小，重新获得根治切除机会。因此鉴于在这些新辅助治疗研究中，双靶治疗方案早期优异表现，如可能导致较严重的功能损毁或预期可能发生手术相关并发症，或为快速缩瘤以降低手术及修复难度，可考虑新辅助/术前靶向治疗。

3．ⅢB－Ⅳ期可切除黏膜和肢端黑色素瘤新辅助治疗目前无Ⅲ期临床试验依据推荐，但黏膜黑色素瘤有小样本Ⅱ期临床研究可以参考

表5-3

临床分期	分层	治疗推荐
外科确认可切除的局灶性、区域淋巴结转移性及寡转移的黏膜恶性黑色素瘤		1.特瑞普利单抗3 mg/kg静脉注射，每2周1次，阿西替尼5mg口服，每日2次，共2个周期[a] 2.替莫唑胺200mg/m²/d+顺铂75mg/m²，4周1次，至少2个周期[a] 3.特瑞普利单抗3mg/kg静脉注射，每2周1次（或帕博丽珠单抗2mg/kg静脉注射，每3周1次）+干扰素α1b注射液600μg皮下注射,隔日1次,至少4个周期[b]

【注释】

a.一项特瑞普利单抗联合阿昔替尼用于可切除黏膜黑色素瘤新辅助治疗的Ⅱ期研究（NCT04180995）结果显示，在24例接受手术切除的患者中，病理缓解率达33.3%（8/24），其中4人达病理完全缓解（pCR），4例获得病理部分缓解（pPR），中位无事件生存时间（mEFS）达11.1个月，中位总生存时间（mOS）尚未达到。然而，鉴于该方案联合用药较高的毒性，目前在临床实践中很难重复出相应结果。真实世界和回顾性研究中仍将化疗作为黏膜黑色素瘤晚期

和辅助治疗的一线首选。因此本指南建议可切除的黏膜黑色素瘤，如进行新辅助治疗，在临床试验之外首选化疗，后线可考虑以免疫治疗为基础的多治疗模式结合。对于肢端黑色素瘤，免疫检查点抑制剂联合抗血管生成抑制剂在晚期未见疗效突破，不推荐作为新辅助治疗方法。但由于免疫检查点抑制剂联合化疗显示出一定的响应率，建议积极开展相应的临床研究并引入多学科治疗方式来提高疗效。

b. 对于Ⅲ期可切除肢端黑色素瘤的新辅助治疗，西京医院皮肤科高天文教授团队采用大剂量干扰素α 1b注射液联合PD-1单抗（特瑞普利/帕博丽珠单抗）进行治疗（干扰素α1b注射液600μg皮下注射，1次/隔日；特瑞普利单抗静滴1次/2周或特瑞普利单抗静滴1次/3周，共4次）。在接受上述治疗方案、纳入临床观察的34例患者中，有11例患者达病理完全缓解。

3.1 原发灶和转移灶的手术时机及方式

（1）手术时机

若没有出现药物相关的不良反应，应在末次治疗后的3~4周进行手术。若出现了药物相关的不良反应，一般推荐在纠正新辅助治疗的急性毒性后，方能进行外科手术治疗。

（2）手术方式

根治性R0切除术是手术治疗原则，包括原发灶的扩大切除、治疗性淋巴结清扫术（therapeutic lymph node dissection，TLND），以及转移灶的完整切除。

3.2　新辅助治疗病理学缓解的评价标准

（1）病理完全缓解（pCR）

在治疗的瘤床中完全没有存活的肿瘤细胞近pCR：治疗瘤床中≤10%存活的肿瘤细胞。

（2）病理部分缓解（pPR）

>10%但≤50%的治疗瘤床被存活的肿瘤细胞占据。

（3）无病理缓解（pNR）

>50%的治疗瘤床被存活的肿瘤细胞占据。

3.3　执行新辅助治疗的可能风险

（1）对于新辅助治疗无效的患者，可能在期间发生局部肿瘤进展，增加手术难度和创伤，增加并发症率发生率，甚至出现远处脏器转移，丧失外科治疗的机会。

（2）新辅助治疗可能带来短期或长期的毒性，推迟外科手术时间，或增加围手术期并发症风险。

— 第六章 ——

黏膜黑色素瘤的诊疗

中国人群中黏膜黑色素瘤的发病率显著高于高加索人种，可累及头颈部黏膜、泌尿生殖道、消化道等黏膜部位，在诊疗上十分困难。首先，因大部分黏膜黑色素瘤发病部位隐匿，常不易进行早期筛查和自查，且黏膜部位血供丰富，患者就诊时疾病多处于中晚期；其次，黏膜部位的解剖结构特殊，按照皮肤型黑色素瘤的扩大切除原则进行原发灶手术常会造成较大损伤，对于原发于泌尿生殖道和下消化道的肿瘤，部分患者难以接受造瘘手术，因此在临床实践中异质性较强；第三，在多种系统治疗药物的大型临床试验亚组分析中，黏膜黑色素瘤的治疗反应率均较差；大量测序研究也发现黏膜黑色素瘤的基因突变类型与皮肤型、肢端型存在显著差异，在一定程度上解释了黏膜黑色素瘤独特的生物学行为和较高的治疗难度。

由于黏膜黑色素瘤病例发病较为分散，目前高质量临床研究，尤其是针对中国人群的研究数量十分有限，故本指南中的推荐意见基于有限的证据，结合临床实践中的专家意见进行制订，未来根据新出现的证据将进行及时更新修订。

第一节 黏膜黑色素瘤的诊断原则

1 黏膜黑色素瘤的诊断

1.1 临床筛查及诊断

（1）临床筛查：根据不同的解剖部位进行相应临床筛查，包括全面的口腔检查[a]；鼻内镜检查[b]；全面的外阴黏膜检查[c]；肠道黏膜内镜检查[d]。

（2）影像学检查：头颈部增强CT（加冠状位）或MRI[e]；鼻窦增强CT、MRI[e]；区域淋巴结B超、胸部（X线或CT）、腹部超声、增强CT或MR、全身骨扫描及头颅检查（CT或MRI）[f]，怀疑有远处转移的患者可酌情行PET/CT[g]排查。

【注释】

a.口腔颌面黏膜黑色素瘤（oral mucosal melanoma，OMM）临床表现基本遵循ABCDE法则：A—非对称（asymmetry）；B—边缘不规则（border irregularity）；C—颜色改变（color Variation）；D—直径（diameter）要留心直径>5mm的色素斑。E—隆起（elevation），一些早期肿瘤，瘤体会有轻微的隆起，高出正常黏膜表面。OMM进一步发展可出现卫星灶、溃疡、出血、牙齿松动及区域淋巴结肿大等。

b.低于原发鼻腔及鼻窦的黑色素瘤，鼻内镜检查可直观反映原发灶的大概范围。由于该部位的黑色素瘤的临床表现及CT、MRI等影像学表现缺乏特异性，尤其是缺乏黑色素的鼻腔鼻窦原发恶性黑色素瘤（SMM），需依靠病理和免疫组织化学确诊。

c.外阴黑色素瘤的主要临床表现有外阴肿块、疼痛、出血和瘙痒等，少数患者无任何症状。病灶通常为不规则着色且边界不对称的结节、息肉、丘疹或斑点，表面可有溃疡。约20%患者在初诊时有2个或以上的病灶。大多数病灶有色素沉着，主要为污浊的黑色，也可呈棕褐色、粉色、蓝色等，病变好发于大小阴唇，其次是阴蒂和尿道周围，约15%的病灶位于外阴毛发覆盖区。外阴黑色素瘤常为新发病灶，全面黏膜筛查包括：色素病变不对称；边缘不规则，有切迹或呈锯齿状；颜色较多；通常直径>5mm或短期内（几周或几个月内）明显增大；早期黑色素瘤的瘤体可有轻微隆起。任何绝经后新出现的外阴色素性病变均应行活检或切除，以排除黑色素瘤。

d.胃肠道黑色素瘤最常见的发病部位为直肠肛管，来源于胃、小肠等其他部位者极为罕见，故本指南仅涉及肛管直肠恶性黑色素瘤（anorectal malignant melanoma，ARMM），ARMM约占结直肠恶性肿瘤的

0.05%，占肛管癌的1%。原发部位是直肠或肛管的病例分别占42%和33%，其余病例则不能确定原发部位。虽然ARMM的病因不明，但流行病学资料显示HⅣ感染可增加风险。临床表现无特异性，主要症状为出血、肿块、肛门直肠疼痛或排便习惯改变。ARMM偶发现于痔切除术或肛门息肉标本的病理评估，仅1/3存在色素沉着，多表现为厚度大于2mm的病变。约60%的患者就诊时可见区域淋巴结受累，约30%的患者在诊断时发现远处转移。诊断主要依靠临床表现，但ARMM临床症状出现较晚且无特异性，早期发现、早期诊断困难，一旦患者出现相应的临床症状，如肛门刺激症状、黏液便或脓血便、肛门部黑色肿物脱出等，应及时进行相应检查。内镜检查有助于发现病灶，肿瘤多出于肠腔，一般质地较软，当肿瘤较小时表面光滑，部分呈紫蓝或褐色，需与直肠癌、痔、息肉等相鉴别。

　　e.对于原发头颈部位的黏膜黑色素瘤病灶，CT及MRI相结合有助于明确发灶形态范围、邻近骨质破坏情况及周围组织如颈部及腮腺受侵情况。

f.黏膜黑色素瘤易出现转移，考虑存在淋巴结转移者可行彩超检查，胸部CT、腹盆腔影像学检查、全身骨扫描可明确全身转移情况。

g.PET/CT能比常规显像方法更好地发现远处转移灶，方便临床分期以便明确治疗方案、追踪治疗效果及复发情况。

1.2 病理学诊断

（1）推荐以切除方法[a]获取活检组织，对口腔颌面部黏膜可考虑冷冻下切取活检[b]。

（2）病理报告内容应包括：侵犯深度（黏膜/黏膜下层/肌层/外膜/邻近结构）、相关免疫组化检测[c]；有无脉管浸润[d]，肿瘤浸润淋巴细胞（TIL）的报告有助于判断肿瘤侵犯和局部免疫反应情况。

（3）基因检测：推荐c-KIT、BRAF、NRAS基因突变检测[e]；NGS热点基因检测有助于更全面了解患者的基因突变情况

【注释】

a.疑似早期的黏膜恶性黑色素瘤建议完整切除可疑病灶，获取准确的T分期。

b.如果OMM原发灶肿瘤体积较大难以切除，或已明确发生转移，推荐冷冻切取活检，不推荐直接切取活检。冷冻切取活检应保证一定的深度，以获取较为

准确的 T 分期，咀嚼黏膜如腭部及牙龈，建议活检应切至骨膜而非咀嚼黏膜，如颊部、口底黏膜，建议切至正常黏膜和肌组织。

c.因黏膜部位解剖结构特殊，现有黏膜型黑色素瘤 T 分期系统与皮肤型差别较大，并非以 Breslow 深度、溃疡情况等进行分层，而是关注肿瘤侵犯的解剖层次，故推荐在病理学诊断中以肿瘤侵犯层次进行报告，黑色素瘤特异性的免疫组化检测标记可参考本指南第二章中相关内容。

d.黏膜部位血供丰富，肿瘤易通过脉管系统发生转移，建议以 CD31 及 D2-40 免疫组化染色进行血管及淋巴管管腔标记以了解脉管浸润情况。

e.国外的资料显示黏膜型黑色素瘤发生 KIT 基因变异较多，其次为 BRAF 突变。我国原发 502 例原发黑色素瘤标本 KIT 基因检测结果显示黏膜型突变率、基因扩增率为 9.6% 和 10.2%。我国 468 例原发黑色素瘤标本 BRAF 突变率为 25.9%，黏膜黑色素瘤的突变率分 12.5%，多因素分析显示 KIT 基因和 BRAF 基因突变均是黑色素瘤的独立预后因素。

2 黏膜黑色素瘤的临床分期原则

（1）口腔颌面、鼻腔鼻窦黏膜黑色素瘤：推荐根据中国抗癌协会口腔颌面肿瘤整合医学专委会提出的口腔颌面黏膜黑色素瘤诊断分期[a]进行分期。

（2）消化道、泌尿生殖道黏膜黑色素瘤：推荐根据北京大学肿瘤医院提出的黏膜黑色素瘤诊断分期[b]进行分期。

2.1　中国抗癌协会口腔颌面肿瘤整合医学专委会提出的口腔颌面黏膜恶性黑色素瘤分期标准

表 6-1

原发肿瘤（T）分期		区域淋巴结（N）分期		远处转移（M）分期	
T0	无原发肿瘤证据	N0	无区域淋巴结转移	M0	无远处转移证据
T1	原位黑色素瘤	N1	有区域淋巴结转移	M1	有远处转移证据
T2	微浸润性黑色素瘤				
T2a	肿瘤浸润黏膜固有层乳头				
T2b	肿瘤浸润黏膜固有层网状层				
T3	浸润性黑色素瘤（肿瘤浸润至黏膜下层或骨膜）				
T4	进展期				
T4a	中度进展期。肿瘤侵犯深部软组织、软骨、骨或者累及皮肤；				
T4b	高度进展期。肿瘤侵犯脑组织、硬脑膜、后组颅神经（IX、X、XI、XII）；颈动脉，椎前间隙，纵隔结构。				

分期	原发肿瘤 （T）分期	区域淋巴结 （N）分期	远处转移 （M）分期
Ⅰ期	T1	N0	M0
ⅡA期	T2a	N0	M0
ⅡB期	T2b	N0	M0
Ⅲ期	T3	T2a	T2a
ⅣA期	T4a	任何N	M0
	T1-3	N1	M0
ⅣB期	T4b	任何N	M0
ⅣC期	任何T	任何N	M1

2.2 北京大学肿瘤医院提出的黏膜黑色素瘤分期标准

表6-2

T分期	范围	
T1	侵犯黏膜或黏膜下层	
T2	侵犯固有肌层	
T3	侵犯外膜	
T4	侵入邻近结构	
N分期	范围	
N0	无区域淋巴结转移	
N1	1个区域淋巴结转移	
N1	2个或更多的区域淋巴结转移	
M分期	转移部位	血清LDH水平
M0	没有远处转移证据	不适用
M1	有远处转移	
M1a	远处转移至皮肤、软组织（包括肌肉）和（或）非区域淋巴结	没有记录或不明确

T 分期	范围	
M1a（0）		不升高
M1a（1）		升高
M1b	远处转移至肺，包含或不包含 M1a 中的部位	没有记录或不明确
M1b（0）		不升高
M1b（1）		升高
M1c	远处转移至非中枢神经系统的内脏器官，包含或不包含 M1a 或 M1b 中的部位	没有记录或不明确
M1c（0）		不升高
M1c（1）		升高
M1d	远处转移至中枢神经系统，包含或不包含 M1a、M1b 或 M1c 中的部位	没有记录或不明确
M1d（0）		不升高
M1d（1）		升高

表 6-3 黏膜黑色素瘤的病理预后分期（pTNM）

分期	TNM
Ⅰ期	T1N0M0
Ⅱ期	T2-4N0M0
Ⅲ期	ⅢA：T1-4N1M0；ⅢB：T1-4N2M0
Ⅳ期	T1-4N1-2M1

第二节　黏膜黑色素瘤的手术治疗原则

1　口腔颌面黏膜黑色素瘤的手术治疗

推荐原发灶扩大切除[a]或冷冻消融治疗[b]，酌情进行颈淋巴清扫[c]。

【注释】

a.扩大切除：对于原发灶较大，肿瘤侵及深层组织，如累及深部肌肉、颌骨，冷冻治疗难以企及的，总的原则是广泛切除并获取阴性切缘。切除的边界包括黏膜切缘和深部切缘。黏膜边界通常指包括肿瘤边界外 1.5~2cm 外观正常黏膜，深部边界根据肿瘤的原发部位的不同而改变，由于口腔内解剖空间有限，应考虑到邻近重要组织器官的保留，因此对切除的边界不必片面追求宽度和深度，此时可通过送检冰冻切片确定切除的安全性；肿瘤累及颌骨骨膜时，通常切除骨质与肿瘤的距离为 2cm。

b.冷冻治疗：湿润光滑的口腔颌面黏膜是冷冻治疗的理想场所，黑色素细胞对超低温也非常敏感，对于原发灶的治疗十分重要。口腔颌面黏膜恶性黑色素瘤原发肿瘤推荐冷冻下活检或切除。冷冻治疗是指利用液氮作为媒介，采用特制的冷冻器，将液氮均匀地喷射至肿瘤表面，根据肿瘤的范围和深度，持续 2~

3分钟，超出病变范围2~4mm组织结晶，融化时间为冷冻时间的两倍以上，反复冻融2~3个周期；2利用氩氦气能量转换—氩氦刀冷冻消融，需要在B超或CT引导下直接将氩氦刀准确地插入肿瘤内，数分钟内将肿瘤组织冻成冰球。冷冻疗法用于治疗OMM在国内已有40余年的历史，抗肿瘤免疫效应是冷冻治疗的重要作用机制之一。斑片型OMM与部分结节型OMM范围较大，周围散在大量的卫星灶，口腔内解剖空间又有限，扩大切除难以取得理想的安全切缘，冷冻治疗对这类OMM可以达到非常好的局部控制率。此外，对于中晚期患者，冷冻治疗可作为姑息减瘤的措施，延长患者的生存期，提高患者的生存质量。

c.颈淋巴清扫术：临床诊断为颈部淋巴结阳性的患者在原发灶得到基本控制的基础上应行区域淋巴清扫术；但对于N0患者，不建议行选择性颈淋巴清扫术，推荐严密观察。

2 鼻腔鼻窦黑色素瘤的手术治疗

推荐原发灶行鼻内镜手术或开放手术[a]，酌情行颈淋巴清扫[b]。

【注释】

a.存在手术条件者，优先选择手术切除，当前的手术方式分为开放手术和内镜手术，Hur K等通过对来自6个国家的510名患者的术式选择及预后分析，发现内镜下SNM切除的术后生存期与开放手术相当，部分甚至优于开放手术。

b.虽然其他多系统的黑色素瘤患者的前哨淋巴结对诊疗及预后有一定价值，但对于鼻腔鼻窦黑色素瘤（SMM）患者而言，淋巴结状态并不是预后的重要预测因素，再加上SMM患者中淋巴结转移的发生率低，表明在这一患者群体中，颈部淋巴结的治疗应该是高度选择性的，只有在临床中发现淋巴结阳性者才进行清扫手术。

3 女性外阴、阴道黑色素瘤的手术治疗

（1）外阴皮肤型[a]：0期–部分外阴切除术[b]；ⅠA期–部分外阴切除术[b]；ⅠB–部分外阴切除术±前哨淋巴结活检术[c]；Ⅱ期–部分外阴切除术+前哨淋巴结活检术[c]；Ⅲ期–部分外阴切除术，且手术切缘>1cm阴性；Ⅳ期–部分外阴切除术，且手术切缘>1cm阴性±切除转移灶。

（2）外阴、阴道黏膜型[a]：局部扩大切除达手术切缘>1cm阴性，+前哨淋巴结活检术[c]。

【注释】

a.外阴恶性黑色素瘤根据病变部位的不同，将位于外阴前庭Hart线以外的病灶定义为皮肤型外阴恶性

黑色素瘤，位于外阴前庭 Hart 线以内的病灶定义为黏膜型外阴阴道恶性黑色素瘤。建议分别参考 AJCC 第 8 版皮肤型诊断标准、北京大学肿瘤医院提出的黏膜黑色素瘤分期标准作为后期治疗的依据。

b. 目前手术治疗是外阴阴道黑色素瘤治疗的基础，无局部或远处转移迹象的外阴黑色素瘤最好的治疗方法是完全切除原发肿瘤，不同程度的病灶要求的切缘不尽相同。鉴于生殖器黑色素瘤预后普遍较差，以往主要是以广泛外阴切除术+腹股沟淋巴结清扫术为主。虽然缺乏前瞻性数据，但回顾性数据表明，与外阴局部切除手术相比，更激进的手术方式没有带来生存获益。对于皮肤黑色素瘤，目前临床应用最多的手术切缘是根据 Breslow 厚度而定的，原位黑色素瘤手术切缘0.5~1.0cm；厚度≤1mm 的侵袭性黑色素瘤手术切缘为1cm；厚度>1mm 且≤ 2 mm，手术切缘为 1~2cm；厚度>2mm，手术切缘为 2cm。对于皮肤黑色素瘤的切除深度的掌控，目前尚无共识，一般认为脂肪较厚的区域，切除到脂肪深层，在脂肪较薄的区域要切除到骨膜肌腱表面，具体切除深度可以依据病理提示的肿瘤侵袭深度掌控。对于外阴黑色素瘤，在任何情况下，都必须保证至少 1cm 深的边缘，通过皮下脂肪延伸到下面的肌肉筋膜。这些手术在身体的其他部位可能很容易完成，并且不会造成重大的功能障碍，但对于外阴黑色素瘤患者来说，在保持外阴美观性和性功能方面可能是一个挑战。目前与皮肤黑色素瘤和外阴鳞状细胞癌相似，外阴黑色素瘤的手术方法已经从广泛的手术方式转变为更局限的手术方式。若未受侵犯且能够保证手术阴性切缘，女性外阴、阴道黑色素瘤不推荐预防性全子宫和双附件切除。阴道黑色素瘤若病变广泛、弥散需行全阴道切除时，若非同时行阴道成形术，手术时需同时切除子宫±双附件。

c.淋巴结状态评估是外阴、阴道黑色素瘤治疗中不可或缺的一部分，是预后和分期的重要依据。对临床和放射学上看起来正常的淋巴结进行检测，通常是通过前哨淋巴结（SLNB）技术来完成的，因为前哨淋巴结往往是皮肤黑色素瘤转移的第一站。Thomas等最早进行一项多中心选择性淋巴结清扫试验，结果表明，前哨淋巴结阳性并立即行淋巴结清扫患者的5年生存率显著高于首次仅接受广泛局部切除术，之后出现临床明显淋巴结病灶又进行彻底淋巴结清扫的患者（71.2% vs.53.4%，P=0.004），也证实了前哨淋巴结活检的价值。目前大多数国家和专业组织的指南或共识都推荐对外阴、阴道黑色素瘤患者进行前哨淋巴结活检。

4 肛门直肠黑色素瘤手术治疗

（1）原发灶治疗：经腹会阴直肠切除（APR）或

局部扩大切除（WLE）[a, b, c, d, e]。

（2）区域淋巴结：淋巴结临床阴性时，建议不采取选择性腹股沟淋巴结清扫术；若临床或影像学可见区域淋巴结转移，同时行区域淋巴结清扫术[f, g]。

【注释】

a.外科手术治疗是目前公认的肛管直肠恶性黑色素瘤首选治疗方法，本病的主要治疗目的是延长生存期和改善生存质量。提高恶性黑色素瘤治疗效果的关键在于早期发现、正确诊断和合理治疗。

b.可切除的肛管直肠黑色素瘤，手术最重要的目标是能获得阴性（R0）手术切缘。一项研究纳入瑞典国家癌症登记库中的251例患者，R0切除者术后5年生存率为19%，而无法获得完全局部切除者该值仅为6%。多变量分析显示，切除的根治程度和肿瘤分期与疾病预后显著相关，但切除术类型（腹会阴联合切除术或局部切除术）与预后的相关性不显著。

c.外科切除方式的选择，应综合患者肿瘤大小、浸润肠壁的范围、肿瘤浸润深度、切缘情况等因素并权衡能否获得R0切除、局部复发风险及患者生活质量等。APR可获得阴性切缘并清扫肠系膜淋巴结，但手术范围大、不保留肛门括约肌影响患者的生活质量。APR也可用于梗阻患者及需要补救手术者。局部扩大切除（WLE）要求切缘≥10mm。两种手术方式预后无显著差别，目前推荐以 APR 作为标准。

d.患者在术前完善评估[高分辨率增强 MRI，和（或）PET/CT]的前提下，满足切缘阴性的条件下，推荐 WLE；若无法达到阴性切缘或切缘评估不满意时，建议选择 APR。APR 用于有巨大局部病变者，以及经仔细筛选的局部复发者。积极手术虽有局部控制获益，但无论初始采用何种手术方式都存在远处转移风险。术前应评估是否存在影响病人预后的重要因素，如肿瘤大小、远处转移和淋巴结转移等。

e.确定手术切除范围时，患者意愿和生存质量很重要。多项观察性研究分析了手术范围对远期结局的影响，结果显示：APR 并发症发病率较高并导致功能受限，但根治性佳；然而回顾性数据表明，与较保守的局部扩大切除术相比，OS 无差异。

f.腹股沟淋巴结清扫术的指征，若患者淋巴结为临床阴性，建议不采取选择性腹股沟淋巴结清扫术，因为双侧腹股沟淋巴结清扫有并发症风险，且选择性清扫术并无生存获益。腹股沟淋巴结清扫术仅用于淋巴结临床阳性的患者。

g.在肛管直肠恶性黑色素瘤患者中，直肠系膜、盆腔侧壁和腹股沟淋巴结存在受累的风险。但现有数据表明，淋巴结转移不能预测根治性切除术患者的结局，前哨淋巴结活检在这些患者中的作用尚不确定。

第三节 黏膜黑色素瘤的术后辅助治疗

（1）药物治疗：辅助化疗[a]；PD-1单抗[b]；大剂量干扰素α2b[c]。

（2）放射治疗：辅助放疗[d]。

【注释】

a. 一项在中国黏膜黑色素瘤患者中进行的Ⅱ期随机临床试验显示：与单独手术相比，接受辅助化疗（替莫唑胺200mg/m²/d+顺铂75mg/m²）和大剂量干扰素α2b（15×10⁶U/m²，d1-5，×4周 + 900×10⁶U/m² TIW×48周）治疗均可延长中位总生存时间（48.7个月和40.4个月对21.2个月）和中位无复发时间（20.8个月和9.4个月对5.4个月），且辅助化疗组获益更为显著。2018年ASCO大会，一项国内多中心、前瞻性、随机对照Ⅲ期黏膜黑色素瘤辅助治疗研究公布，研究共入组204例黏膜黑色素瘤术后无远处转移患者，按1∶1随机分为大剂量干扰素组和辅助化疗组（替莫唑胺+顺铂），结果显示：干扰素组中位无复发生存（RFS）时间为9.47个月，化疗组为15~53个月，化疗组复发风险降低44%（*P*<0.001）。干扰素组无远处转移生存（DMFS）时间为9.57个月，化疗组为16.80个月，化疗组远处转移风险降低47%（*P*<0.001）。研究结果进一步证实：辅助化疗优于辅助干扰素治疗。

b.术后辅助大剂量的干扰素、特瑞普利单抗均可以改善黏膜黑色素瘤患者的无复发生存时间（RFS），对比而言：干扰素组中位 RFS 为 13.9 个月，特瑞普利单抗组为 13.6 个月，干扰素组 DMFS 为 14.6 个月，特瑞普利单抗组为 16.3 个月；PD-L1 表达阳性亚组中，干扰素组中位 RFS 为 11.1 个月，特瑞普利单抗组为 17.4 个月，干扰素组 DMFS 为 11.1 个月，特瑞普利单抗组为 17.8 个月。由此可以发现，辅助使用特瑞普利单抗可能更能使患者获益。

c.高剂量干扰素 α2b（$15×10^6 U/m^2$，d1–5，×4 周 + $900×10^6 U/m^2$ TIW×48 周）1 年方案，但目前大剂量干扰素 α2b 在国内可及性及耐受性均较差，仅作为 C 级推荐。

d.术后辅助放疗可改善术区局部区域控制，但对远期生存的影响有限。评估患者是否适合辅助放疗时应权衡放疗的临床益处与潜在副作用。目前的研究结果不推荐对所有 ARMM 患者进行辅助放射治疗，然而对于肿瘤较大或 LE 术后 R1 切除的患者，应考虑将放疗作为多模式治疗的一部分，因为放疗可以减少局部复发。保肛的局部切除后行放疗可替代腹会阴联合切除术，以预防局部复发。但此法维持患者生存质量的相关数据有限。一项观察性研究纳入 MD 安德森癌症中心 20 年内治疗的 54 例 ARMM 患者，发现 82% 的患者通过这种方法获得局部控制，但5年OS仅30%。

第四节　晚期黏膜黑色素瘤的治疗原则

药物治疗：PD-1单抗+抗血管生成药物[a]；PD-1单抗[b]；化疗+抗血管生成药物[c]；靶向治疗[d]；PD-1单抗+大剂量干扰素α1b[e]。

【注释】

a.PD-1联合抗血管靶向治疗：2019年，J Clin Oncol在线发表了"JS001联合阿昔替尼一线治疗晚期黏膜黑色素瘤的Ⅰb期临床研究"其中RECIST标准下有效率为48.3%，疾病控制率为86.2%；irRECIST标准下有效率为51.7%。RECIST标准的中位PFS为7.5个月，irRECIST标准的中位PFS为8.9个月。2022年该研究3年随访数据更新：中位随访时间至42.5个月时，特瑞普利单抗联合阿昔替尼在晚期黏膜黑色素瘤患者中中位生存时间达20.7个月，1年、2年和3年的总生存率分别为62.1%、44.8%和31.0%。

b.对于不可切除的局部晚期黑色素瘤或者远处转移的黏膜黑色素瘤，PD-1单抗单独使用治疗效果欠满意。Hamid O等将KEYNOTE-001，002，006三项临床研究纳入的84例晚期黏膜黑色素瘤患者进行了事后分析发现，让患者每3周一次注射帕博利珠单抗2mg/kg（Q3W）或10mg/kg（Q2W或Q3W）。根据RECIST v1.1

进行独立的中心审查评估疗效。结果显示：客观反应率为19%，总体中位生存时间为11.3个月。KEYNOTE-151研究报道了中国黑色素瘤患者接受帕博利珠单抗作为二线治疗的临床数据，该研究入组103例黑色素瘤患者，其中黏膜亚型15例，总人群客观缓解率（ORR）为16.7%，黏膜亚型ORR为13.3%。POLARIS-01研究报道了中国黑色素瘤患者接受特瑞普利单抗作为二线治疗的临床数据，该研究入组128例黑色素瘤患者，其中黏膜亚型22例，总人群ORR为17.3%，黏膜亚型ORR为0。D'ANGELO SP等报道了5项关于黑色素瘤患者接受nivolumab单药或联合ipilimumab的临床试验数据，其中86例为黏膜型黑色素瘤，结果显示，nivolumab单药组中位PFS为3个月，ORR为23.3%，nivolumab联合ipilimumab组中位PFS为5.9个月，ORR为37.1%。综合来看，晚期黏膜黑色素瘤患者单独使用PD-1单抗治疗时仅少部分人群可能获益。

c.黏膜部位血供丰富，黏膜型黑色素瘤对抗血管生成药物相对敏感，代表药物包括阿昔替尼（Axitinib）、贝伐珠单抗（Bevacizumab）和恩度（Endostar）。但一项纳入248例（包含30.6%的黏膜亚型）不可切除晚期黑色素瘤中国患者的真实世界研究证实：化疗（达卡巴嗪+顺铂，或紫杉醇+卡铂/顺铂）±

恩度或贝伐珠单抗方案，一线用药客观缓解率仅6.3%，二线3.4%。因此，化疗+抗血管生成药物可作为不可切除或者晚期黏膜黑色素瘤的备选方案。

d.目前研究显示，虽然突变发生率较皮肤亚型低，但黏膜型黑色素瘤中突变发生率较高的前三位仍是BRAF、NRAS及cKIT。因此，对于携带有BRAF V600突变的患者，建议使用BRAF抑制剂+MEK抑制剂（如达拉非尼+曲美替尼）；对于携带cKIT突变的患者建议使用C-KIT抑制剂（如伊马替尼）；而携带NRAS突变患者一直缺乏有效的靶向药物，近期在一项关于MEK抑制剂妥拉美替尼胶囊（HL-085）治疗NRAS突变的进展期黑色素瘤 I 期的临床研究，其中入组42名，其中肢端型54.8%，黏膜型31%， III 期11.9%， IV 期88.1%，ORR 为26.7%，中位PFS3.6个月，优于同类MEK抑制剂binimetinib的历史数据（ORR 为15%，中位PFS 2.8个月）。但由于目前靶向药物治疗的高质量证据中患者比例以皮肤型为绝大多数，黏膜亚型占比低，专门针对黏膜亚型的大样本高质量证据仍然不足，故本指南仅将靶向药物在晚期黏膜型黑色素瘤治疗选择中作为B级推荐。

e.一项纳入70例中国人群晚期黑色素瘤单中心回顾性研究（20%为黏膜亚型）结果提示：当中位随访时间为15.1个月时，PD-1单抗联合重组人干扰素α1b

在黏膜亚型患者中中位生存时间为14.5个月（95% CI 7.8~21.2个月）。

第七章

眼部黑色素瘤的治疗原则

第一节 结膜黑色素瘤诊断及治疗指南

结膜黑色素瘤（conjunctival melanoma，CM）是一种罕见的恶性致命性结膜肿瘤，由结膜上皮基底层的神经嵴起源的黑色素细胞恶变而来，并侵犯到上皮下的结缔组织。CM多数来源于原发性获得性黑变病（primary acquired melanosis，PAM）（65%~74%），部分来源于正常的结膜上皮恶变（19%）和结膜色素痣（7%），个别来源于结膜黑色素细胞瘤恶变等（<3%）。就其组织发病机制、分子生物学和远处转移模式等生物学行为而言，CM比葡萄膜黑色素瘤更接近皮肤和黏膜黑色素瘤。

1 结膜黑色素瘤的诊断

1.1 临床特点

（1）常单眼发病。好发于睑裂区球结膜和角巩膜缘，预后良好；也可生长在睑结膜、穹隆结膜、泪阜及半月皱襞，预后相对较差。

（2）多数为单发肿块，呈隆起的斑疹、斑块、结节或弥漫性生长，大小不一，形态不规则，边界不清晰。近三分之一的CM为多灶性的。其颜色由浅棕色到黑色不等，少见的为无色素性肿块，可见新生血管、溃疡和出血。任何结膜色素性病变短期内迅速生长伴新生血管，都应怀疑CM的可能。

（3）具有侵袭性，常侵犯病变周围的结膜组织、角膜、邻近皮肤和泪道，甚至侵犯到眼球、眼眶和副鼻窦。

（4）CM5年和10年的远处转移率分别为17%~52%和27%~57%。常见转移部位是通过淋巴管转移到区域淋巴结，因此耳前、颌下和颈部淋巴结扪诊及影像检查十分重要。也可血行转移至全身，甚至没有淋巴结受累直接血行转移，肺、脑、肝、皮肤、骨和胃肠道等是最常见的受累器官。

1.2 影像学检查

（1）利用裂隙灯显微镜在首诊和随访时对病变的部位、数目、大小、形态、色泽和累及的范围等进行仔细观察，并拍照留档。

（2）利用眼前节光学相干断层扫描（AS-OCT）和超声生物显微镜（UBM）等影像检查可以进一步了

解肿瘤的范围、厚度及浸润的深度。AS-OCT对于前房结构的显示和病变前缘的成像优于UBM，但对于肿瘤的后缘显示不如UBM，而后者显示深度局限在4~5mm。

（3）皮肤镜检查是对皮肤和黏膜病变进行活体显微镜可视化的检查方法，CM表现为不规则分布的点以无结构模式汇合，可作为裂隙灯显微镜的补充检查。

（4）利用胸片、超声、CT、MRI、全身骨扫描和全身PET-CT等来排查肿瘤是否存在球内、眶内、泪道和副鼻窦蔓延，以及区域淋巴结和全身转移的可能。

1.3 实验室检查

CM患者可进行肝肾功能和乳酸脱氢酶等检查，当出现全身转移时，这些指标可发生异常改变，有益于后续治疗及评估预后情况。

1.4 组织病理学诊断

组织病理学检查是诊断CM的金标准。建议采取切除性活检获取标本，一般不宜做切开活检，以减少肿瘤的复发和转移，且后者难以获得全面准确的肿瘤信息如肿瘤的厚度和浸润深度等，影响对肿瘤的分期。但对于疑似恶变的黑色素瘤前体病变如PAM、结膜痣等，活检有意于临床的早期诊断。

（1）显微镜下，肿瘤细胞由四种不同类型的细胞组成：小多面体细胞、大圆形上皮样细胞、球形细胞和梭形细胞。结膜黑色素细胞主要表现为非典型过度增生，向结膜下呈浸润性生长或形成大小不一的瘤细胞结节。细胞呈异型性，胞核大，深染，形态不规则，常见核丝分裂象。瘤体内黑色素含量不均匀，有的瘤细胞内黑色素丰富，有的少或无黑色素颗粒。

（2）免疫组织化学标记物如 S-100、Sox-10、Melan-A、HMB-45、Tyrosinase、MITF、Bcl-2 等有助于 CM 的诊断，其中 S-100 敏感性最高，HMB-45 特异性最高。Ki-67 可用于判断肿瘤的增殖活性。

（3）CM 可检测到 BRAF 突变、NRAS 突变和 KIT 突变，其中 BRAF V600E 突变最常见，与皮肤和黏膜黑色素瘤相似，因此对皮肤和黏膜黑色素瘤有效的综合治疗方案同样适用于 CM 的治疗。

（4）有学者报道我国黑色素瘤 BRAF 的突变率为 25.5%，其中大部分为 BRAF（V600E）突变（89.1%）。另有报道 CM 的 BRAF（V600E）和 cKIT 突变率均为 7.7%。

2 结膜黑色素瘤的分期

2.1 临床分期

2016 年 AJCC 肿瘤分期手册第 8 版根据肿瘤累及象

限、肿瘤位置和侵袭性特征对CM进行临床分期（见表7-1）。

2.2 病理分期

根据肿瘤位置、肿瘤厚度、侵及固有层和侵袭性特征对CM进行病理分期（见表7-1）。

表7-1 结膜黑色素瘤TNM临床和病理分期（2017AJCC肿瘤分期第8版）

分类	分期
临床原发肿瘤（cT）	Tx 原发肿瘤无法评估 T0 无原发肿瘤证据 T1 球结膜肿瘤 T1a<1 个象限 T1b>1 个但<2 个象限 T1c>2 个但<3 个象限 T1d>3 个象限 T2 非球结膜肿瘤（穹隆、睑结膜、泪阜） T2a 非泪阜肿瘤且<1 个非球结膜象限 T2b 非泪阜肿瘤且>1 个非球结膜象限 T2c 泪阜肿瘤且<1 个非球结膜象限 T2d 泪阜肿瘤且>1 个非球结膜象限 T3 任何大小的局部浸润肿瘤 T3a 侵犯眼球 T3b 侵犯眼睑 T3c 侵犯眼眶 T3d 侵犯鼻泪管，和/或泪囊，和/或鼻窦 T4 任何大小的侵犯中枢神经系统肿瘤

分类	分期
病理原发肿瘤 （pT）	Tx 原发肿瘤无法评估 T0 无原发肿瘤证据 Tis 肿瘤局限于结膜上皮内 T1 球结膜肿瘤 T1a 肿瘤侵及固有质，肿瘤厚度≤2mm T1b 肿瘤侵及固有质，肿瘤厚度>2mm T2 非球结膜肿瘤 　T2a 肿瘤侵及固有质，肿瘤厚度≤2mm 　T2b 肿瘤侵及固有质，肿瘤厚度>2mm T3 任何大小的局部浸润肿瘤 T3a 侵犯眼球 T3b 侵犯眼睑 T3c 侵犯眼眶 T3d 侵犯鼻泪管，和／或泪囊，和／或鼻窦 T4 任何大小的侵犯中枢神经系统肿瘤
区域淋巴结 （N）	Nx 区域淋巴结无法评估 N0 无区域淋巴结转移 N1 有区域淋巴结转移
远处转移（M）	M0 无远处转移 M1 有远处转移

各部位黏膜黑色素瘤具有类似生物学行为、自然病程和转移模式，其生存率相当，因此 CM 同样适用于黏膜黑色素瘤的分期，即 Stage Ⅰ：T1N0M0；Stage Ⅱ：T2-4N0M0；Stage ⅢA：T1-4N1M0；Stage ⅢB：T1-4N2M0；Stage Ⅳ：TanyNanyM1。其中Ⅲ期黏膜黑色素瘤根据区域淋巴结转移个数，分为ⅢA：1个淋巴结转移（N1）；ⅢB：≥2个淋巴结转移（N2）。

3 结膜黑色素瘤的治疗（见图7-1）

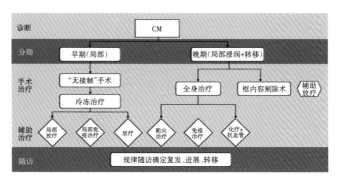

图7-1 早期和晚期CM的治疗选择

目前CM的治疗主要基于临床经验。中国人CM就诊时较晚，大多处于T3期以上。提倡多学科协作模式进行个性化综合治疗，以提高CM的疗效，降低局部复发及转移率。

3.1 早期CM的治疗

早期CM瘤细胞局限于上皮内或深部浸润早期，可以手术切除。目前的治疗方法为广泛手术切除、冷冻治疗联合局部辅助治疗。

（1）直接手术切除肿瘤为CM首选的治疗方法，分期越早（T2a之前），手术效果越好。在显微镜下采用"无接触"技术完整摘除肿瘤，切缘距离肿瘤边缘4~5mm。角膜受侵犯时须将肿瘤及角膜上皮一同刮除，用蘸95%无水酒精进行化学切除更加便利彻底。

"无接触"技术联合带角膜缘的板层角巩膜移植术，可降低局部复发率。

（2）肿瘤切除后立即对手术创面和创缘进行冷冻治疗，每个点冷冻至少30秒，重复2次，可降低肿瘤的复发率。但冷冻也可能对眼球局部组织和功能造成一定伤害。

（3）采用术中局部化疗如0.04%丝裂霉素C（MMC）棉片处理创面1~2分钟，可减少肿瘤复发。术后用0.04%丝裂霉素C或400万~500万IU/ml干扰素α2b（INF α2b）眼药水点眼，可减少肿瘤复发，尤其在弥漫性、多灶性和复发性病例更为重要。MMC眼药水每天4次，持续2~4周为一个疗程，停用1周可重复使用，至少三个疗程。INF α2b眼药水点眼每天4~5次，通常持续3~6个月。局部化疗联合全身免疫治疗可作为手术切除的替代疗法。MMC点眼常影响正常的眼表组织，引起严重的眼毒性反应和并发症，包括角膜缘干细胞缺乏症、泪小点狭窄、角结膜炎、角膜水肿、眼睑刺激征和白内障。相较之下，INF α2b点眼更加安全，耐受性更好。INF α2b还可用于结膜下注射，300万IU/0.5ml。

（4）手术创面较大，不能直接缝合者，可用自体结膜或羊膜进行修补，术后防治睑球粘连。

（5）前哨淋巴结活检（SLNB）是一种安全有效的

检测区域淋巴结微转移的方法，可以发现亚临床淋巴结转移患者，为准确的临床分期和早期精准治疗提供依据。对于非角膜缘肿瘤、厚度>2mm、基底>10mm或有溃疡的患者，可考虑行SLNB。淋巴闪烁造影可以在术前确定SLN的位置。对于临床和影像上高度怀疑或SLNB已证实有淋巴结转移的，推荐进行根治性颈部淋巴结清扫术。淋巴结清扫的原则：a.颈部淋巴结须充分清扫；b.受累淋巴结基部须完全切除；c.切除的淋巴结个数要≥15个；d.若腮腺淋巴结有转移，建议同时行浅表腮腺切除术。但有两项多中心随机对照研究显示，对于SLN微转移的患者行局部淋巴结清扫术，并未能改善患者的总生存时间。因此对于SLNB有微转移的患者，也可以考虑对区域淋巴结进行密切监测，监测内容至少包括每3~6月一次的超声检查。

（6）对于不能耐受手术、手术切缘阳性或切缘不足但无法施行再次手术者可进行辅助放疗。放疗可分为近距离放疗和外照射放疗（EBRT）。近距离放疗的放射源包括锶90、碘125和钌106，对于治疗早期的CM具有良好的疗效和耐受性，其中锶90更常用。EBRT作为CM术后的辅助治疗，可最大限度地减少了眶内容剜除的必要性。耳前和颈部淋巴结清扫术后，局部可及时进行辅助外放疗。目前尚无高级别循证医学证据提示放疗能延长生存期，建议放疗在术后6周内进行，放疗剂量为50~66Gy/20~33Fxs/5~7周。项病例系列综合研究发现，手术后接受EBRT治疗的CM患者，平均随访34.8月，63%得到完全缓解。

3.2 晚期CM的治疗

晚期CM是指T3期以上局部浸润性或转移性原发或复发性肿瘤，目前并没有标准的治疗方案。因CM在遗传学上类似于皮肤黑色素瘤，越来越多的证据表明全身化疗、分子靶向治疗和免疫治疗等可有效治疗晚期CM，各种治疗方法联合使用效果更佳。

（1）对于复发性或多灶性病变已无法进行局部切除的CM，或肿瘤已侵犯眼球或眶内者，可考虑行眶内容剜除术，术后联合局部外放疗。但这类患者常常存在区域淋巴结和全身转移，手术并不能有效提高患者的生存率，仅作为局部姑息治疗手段。亦可放弃眶内容剜除术，转而采取化疗、放疗联合靶向及免疫治疗的保眼治疗方式，以提高患者的生存质量。

（2）分子靶向治疗：针对黑色素瘤生物标志物的靶向药已广泛应用于晚期CM的治疗，可改善患者的局部控制率和远处转移患者的生存率，如BRAF抑制剂（维莫菲尼和达拉菲尼）、MEK抑制剂（曲美替尼）以及c-KIT抑制剂（伊马替尼和尼洛替尼），单一用药容易出现耐药性，联合用药可提高疗效。目前不乏上述靶向药治疗晚期CM的个案报道，但尚缺乏大宗病例报道。有研究表明，采用达拉菲尼联合曲美替尼双靶治疗BRAF V600E突变的Ⅲ期黏膜黑色素瘤患者，与安慰剂比较，联合治疗组疾病复发率和死亡率显著降低53%，安慰剂组3年、4年无复发生存率分别为40%和38%，联合治疗组分别为59%和54%。有人采用c-KIT抑制剂伊马替尼治疗转移性黑色素瘤患者，随访1年，中位缓解率为23.2%，中位进展时间为3.5个月，1年总生存率为51%。

（3）免疫检查点抑制剂（ICI）治疗：有报道，PD-1抑制剂（帕博利珠单抗、特瑞普利单抗和尼鲁单抗）和CTLA-4抑制剂（伊匹单抗）对晚期CM有效。在没有BRAF和c-KIT突变的转移性肿瘤以及对靶向治疗无反应的患者，可以选择ICI治疗。尤其是在PD-L1表达阳性的人群使用PD-1抑制剂效果更好。如有人将145例黏膜黑色素瘤术后无转移患者，按1∶1随机分配至PD-1单抗（特瑞普利）组和大剂量干扰素组，研究显示：特瑞普利单抗组中位RFS为13.6个月，远处转移生存时间（DMFS）为16.3个月，干扰素组中位RFS为13.9个月，DMFS为14.6；PD-L1表达阳性组，特瑞普利单抗组中位RFS为17.4个月，DMFS为17.8个月，干扰素组中位RFS为11.1个月，DMFS为11.1个月。具体用法：特瑞普利单抗3mg/kg，每2周1次，持续1年。

（4）大剂量干扰素α2b作为黑色素瘤术后辅助治疗及晚期系统治疗药物，可有效改善黑色素瘤患者生存率且安全性较好。T1期以上的CM均可考虑使用干扰素α2b治疗，静脉注射：$15\times10^6U/(m^2 \cdot d)$，第1~5天/周，持续4周，然后皮下注射$9\times10^6U/d$，每周3次，持续48周。干扰素现已不作为结膜黑色素瘤的一线辅助治疗，取而代之的是分子靶向治疗和ICI。

（5）对于全身状况良好、但免疫治疗和靶向治疗出现耐药或出现严重的毒性反应的，以及无BRAF突变的患者，可选择全身化疗以治疗晚期CM。如达卡巴嗪、替莫唑胺、福莫司汀、紫杉醇、白蛋白紫杉醇、顺铂和卡铂等，有效率达10%~15%。国内一项多中心、前瞻性、随机对照研究Ⅲ期黏膜黑色素瘤辅助治疗研究，共入组204例术后无远处转移患者，按1:1随机分配至大剂量干扰素组[$15\times10^6U/(m^2 \cdot d)$，第1~5天/周，持续4周，然后皮下注射$9\times10^6U/d$，每周3次，持续48周]和辅助化疗组[口服替莫唑胺200mg/$(m^2 \cdot d)$，第1~5天；顺铂静脉注射25mg/$(m^2 \cdot d)$，第1~3天，每21天重复，持续6个周期]。结果显示：干扰素组RFS时间为9.47个月，化疗组为15.53个月，化疗组复发风险降低44%（$P<0.001$）；干扰素组DMFS时间为9.57个月，化疗组16.80个月，化疗组远处转移风险降低47%（$P<0.001$）。研究结果证实辅助

化疗明显优于大剂量干扰素治疗。

（6）也有学者尝试使用抗血管生成药（恩度）或血管内皮生长因子（VEGF）抑制剂（阿昔替尼和贝伐珠单抗）联合化疗及免疫治疗，取得一定效果。2018年ESMO大会上公布的一项中国回顾性研究分析提示，一线（DTIC+顺铂+恩度）方案的PFS时间为4个月，二线（紫杉醇+卡铂+贝伐珠单抗）的PFS时间为2个月，因此化疗+抗血管生成药物可作为不可切除或者晚期黏膜黑色素瘤的方案备选。2020年ASCO年会公布了特瑞普利单抗联合阿昔替尼一线治疗晚期黏膜黑色素瘤临床研究，入组33例患者，在29例初治的黏膜黑色素瘤患者中，14例出现疾病部分缓解（PR），11例疾病稳定（SD），客观有效率（ORR）为48.3%，疾病控制率（DCR）为86.2%，中位疾病缓解持续时间（DOR）为13.7个月，患者的中位无进展生存（mPFS）为7.5个月，中位总生存（mOS）为20.7个月。

4 结膜黑色素瘤的预后

CM预后差的因素很多归纳如下：

（1）肿瘤位置：非生长在球结膜和角膜缘的；

（2）肿瘤的厚度和基底宽度：厚度大于2mm，基底较宽（>10mm）；

（3）肿瘤起源：源于PAM转化和正常结膜者；

（4）病理组织学特征：佩吉特样浸润、高有丝分裂率（≥5个/每高倍视野）、上皮样细胞型和混合细胞型、多灶性和肿瘤浸润淋巴细胞数量等；

（5）治疗方式：首次手术切缘阳性，术后未联合任何辅助治疗措施导致肿瘤局部复发；

（6）高TNM分期。

CM平均10年死亡率为30%（9%~61%）因此对于CM应长期严密随访。采用分级、定期、规范、全程的随访策略，即根据肿瘤的分期，差异性地规定随访频率、随访项目和随访目标，旨在检测复发、评估疗效、及时处理和促进康复。

国内有学者报道26例结膜黑色素瘤局部切除联合冷冻治疗后5年生存率、复发率和转移率分别为56.7%、68.5%和52.4%，其中T1期、T2期和T3的5年生存率分别为85.1%、54.5%和50.0%，肿瘤厚度<2mm与>2mm的5年生存率为87.5%和36.5%，说明肿瘤分期越高、越厚生存率越低。

ZHOU等报道，与白人相比，国内晚期结膜黑色素瘤患者的比例较高，肿瘤组织较大，侵犯"非角膜缘"危险区域发生率较高，复发率、转移率和死亡率较高。国内其他学者也有类似报道，与国内患者的重视程度不够、首诊时间较晚，以及经济条件和医疗资源有关。

对于早中期患者前两年每半年随访 1 次，第 3 至第 10 年年每年随访 1 次。对于进展期患者应增加随访频次，前两年每 3 个月随访 1 次，以后每半年随访 1 次，并终身随访。病情进展则缩短随访时间。随访的项目除了眼部裂隙灯、UBM 及耳前颌下淋巴结扪诊等临床检查外，酌情进行眼局部及全身其他部位的超声检查扫描、CT 和 MRI 检查、全身 PET/CT 及实验室检查。

第二节　葡萄膜黑色素瘤诊断及治疗指南

葡萄膜黑色素瘤是成人最常见的眼内原发恶性肿瘤，约占所有黑色素瘤的 3%。根据发病部位的不同分为脉络膜黑色素瘤，睫状体黑色素瘤和虹膜黑色素瘤，其中 90% 发生在脉络膜。全球发病率为 1~9/百万，因人种不同而不同，黑色人种最低，黄色人种稍高，白色人种最高。约 50% 患者最终会发生肝转移，转移后 1 年生存率仅为 20%。国外报道葡萄膜黑色素瘤的平均发病年龄在 50~70 岁，中国葡萄膜黑色素瘤患者的平均发病年龄在 45 岁左右，中国葡萄膜黑色素瘤患者具有发病年龄更年轻，无色素类型占比更低，渗出性视网膜脱离的发生率较高等特点，而生存预后与国外报道相当。

1 葡萄膜黑色素瘤的诊断

1.1 临床特点

（1）脉络膜黑色素瘤多以视力下降，眼前黑影飘动或者视野遮挡或缺损为症状就诊，眼底表现为蕈状、半球形或不规则形实性占位，以蕈状最为常见，也是最典型的表现。依据瘤体是否突破 Bruch 膜，是否突破视网膜，瘤体生长速度，本身色素含量的多少呈现浅棕色至棕黑色不一，无色素型黑色素瘤可呈现黄白色外观，国人无色素型黑色素瘤占比较白种人要低。瘤体基底周围和下方周边常伴有渗出性视网膜脱离。

（2）睫状体黑色素瘤因解剖位置原因，发病隐匿，多因晶状体受累引发白内障，或者渗出性视网膜脱离发生发展引发视力下降而就诊。裂隙灯下可见晶状体后半球形棕黑色占位，透光试验阴性，下方多伴有渗出性视网膜脱离。对应肿瘤基底部位的巩膜常有粗大迂曲的血管，称之前哨血管，看到此表现时应该警惕睫状体占位病变的存在。

（3）虹膜黑色素瘤常因偶然发现的虹膜颜色或者瞳孔形状的改变而就诊，肿瘤可表现为结节性棕黑色占位，也可表现为弥漫的虹膜色素厚重，因色素播散或继发出血，后期常继发难以控制的青光眼。

1.2 辅助检查

（1）彩色超声多普勒（CDI），表现为中低回声蕈状、半球形或不规则状的实性占位，挖空征阳性，合并脉络膜凹陷。瘤体内可探及血流，超声造影可以放大瘤体内的血流信号，更利于观察，且造影剂的时间-强度曲线呈现快速充盈、快速消退的表现，是脉络膜恶性肿瘤的典型表现。此外还可利用超声测量瘤体高度，基底直径，是否穿透巩膜累及眶内等，所以超声在葡萄膜黑色素瘤的诊断和随访中都起着相当重要的作用。当肿瘤发生在虹膜睫状体时，可选择超声生物显微镜（UBM）检查。

（2）眼眶核磁共振（MRI），由于黑色素的顺磁化效应，葡萄膜黑色素瘤呈现典型的短T1、短T2表现，行增强时表现为轻度增强，增强曲线为速升平台型。黑色素细胞瘤因富含色素也会表现短T1、短T2信号，但增强时不会强化，而脉络膜转移癌除无黑色素的特征表现外，增强也较黑色素瘤更为明显。

（3）荧光眼底血管造影术（FFA）和吲哚菁绿血管造影术（ICGA）：小的脉络膜恶性和色素瘤，当其表面的视网膜色素上皮层（RPE）完整时，其FFA可以是正常的。大的肿瘤影响到了RPE，则会出现典型的荧光造影改变。FFA早期表现为斑点状高荧光，晚期可出现弥漫性荧光渗漏。有丰富脉络膜血管的蘑菇形脉络膜恶性黑色素瘤会出现有诊断特异性的"双循环征"：动脉期或静脉早期，显示瘤体内脉络膜粗大血管影，视网膜血管完全充盈时则见脉络膜血管与视网膜血管同时充盈，即"双循环征"。ICGA：大多数情况下ICGA会显示瘤体内的血管荧光，一般在20秒内出现瘤体内异常血管荧光，几分钟后血管管壁可着色，20~30分钟后（后期）则出现血管渗漏。隆起度不高的肿瘤不能显示肿瘤内的血管，表现为持续性低荧光或表现正常。

（4）PET/CT：对于首诊患者，为了解有无转移的发生，以确定肿瘤的分期，决定随后的治疗，可行PET/CT检查，瘤体呈放射性摄取轻度增高表现。随访过程中，因为葡萄膜黑色素瘤90%以上患者首发转移部位为肝和肺，所以可以选择腹部彩超，MRI，胸部CT，腹部CT等检查，而不必把PET/CT作为常规筛查转移的手段。

（5）组织病理学：对于部分病例，从临床特点和其他辅助检查难以确诊的情况下，可以谨慎地通过细针穿刺活检，或者肿瘤局部切除获得细胞或组织标本行病理学检查。脱色素处理后根据梭形细胞和上皮细胞占比分为梭形细胞型，上皮细胞型和混合细胞型。梭形细胞型其中梭形细胞占比90%以上，预后相对较好；混合细胞型次之，此型临床最为常见，上皮细型中上皮细胞占比90%以上，预后最差。免疫组织化学标记物S-100、Melan-A、HMB-45、Bcl-2、Ki-67等有助于葡萄膜黑色素瘤的诊断，HMB-45特异性最高。

2 葡萄膜黑色素瘤的分期

黑色素瘤协作组根据肿瘤基底的大小和瘤体高度将肿瘤分为小、中，大三类。最大基底直径5~16mm，且高度在1.5~2.4mm之间的肿瘤定义为小肿瘤，瘤体最大基底直径不超过16mm，且高度在2.5~10mm之间的肿瘤定义为中型肿瘤，最大基底直径大于16mm，或者高度大于10mm的肿瘤定义为大型肿瘤。这种分期方法用于治疗方案的确定更为方便实用。

美国癌症联合会提出了葡萄膜黑色素瘤的TNM分期系统，这种分期方法对于预后的判断更为准确（表7-3）。T表示原发肿瘤特征，根据肿瘤的基底直径和高度将肿瘤分为T1，T2，T3，T4期，每期内根据有无睫状体受累，有无眼外蔓延及眼外蔓延病灶的大小进行a，b，c，d分级。N表示区域淋巴结受累情况，无淋巴结受累的为N0期，有淋巴结受累的为N1期。M表示肿瘤有无远处转移，无远处转移的为M0期，有远处转移的为M1期，在M1期中又根据转移灶的大小分为M1a-M1e期。美国癌症联合会还根据TNM分期来评估预后，根据风险将患者进行分类（表7-4）。

3 葡萄膜黑色素瘤的治疗

（1）定期观察：适用于所有小的肿瘤和部分中等大小的肿瘤。一般每6个月复查一次，同时作眼底照相与A和B型超声波检查，以便复查时比较。靠近视乳头和黄斑的肿瘤宜每2~3月复查一次。

（2）激光光凝治疗：适用于①小肿瘤，眼底观察或超声波扫描提示肿瘤有生长，瘤体距黄斑大于3mm和不在视乳头的边缘；②部分中等大小的肿瘤，瘤体距黄斑大于3mm；③其他方法如放射性巩膜板和肿瘤局部切除不能完全消灭肿瘤时的辅助光凝治疗

（3）经瞳孔温热疗法（Transpupillary Thermotherapy，TTT）：是用810nm激光经瞳孔使肿瘤内部温度升高至45~60℃，从而导致肿瘤坏死。TTT治疗操作方便，损伤小，但TTT的最大穿透深度为4mm，所以当肿瘤厚度大于3mm时最好联合敷贴放射治疗。

（4）巩膜外敷贴放射治疗，是一种近距离放疗，是中小肿瘤的首选治疗方式。常用的放射性粒子源为碘125，钌106等，在巩膜表面定位肿瘤基底后，将带有粒子源的敷贴器缝合，当肿瘤顶点放射剂量达到80~100Gy后，取出敷贴器。对于中等大小肿瘤，敷贴放射治疗与眼球摘除5年生存率相当，该治疗可有效

地控制肿瘤，保存眼球和部分视力。后期需重视放射性视网膜病变的发生，以及放疗造成的持续轻度炎症而造成瞳孔粘连，以避免新生血管生成及瞳孔阻滞继发的青光眼。

（5）立体定向放疗或质子束放疗，是一种以带电荷的粒子为放射源的远距离放射治疗。粒子束能形成特征性的Bragg峰，可以将能量集中释放到病变部位，靶向性好，对周围正常组织损伤小，可以对肿瘤形成较好的控制，但前节并发症发生率较高，费用也较为昂贵。

（6）肿瘤局部切除术，可分为经巩膜的外切除，和经玻璃体的内切除两种。前者适用于虹膜结节型肿瘤，睫状体及赤道前的脉络膜瘤体，后者适用于赤道后的脉络膜瘤体，小的基底直径会降低手术风险，提高成功率。成功的瘤体局部切除可以保留眼球和部分视力，还可以获得组织标本进行病理和基因诊断，为预后的判断提供更多信息。为防止切缘复发可辅以敷贴放疗，随访中复发者可以补充TTT治疗或敷贴放疗。肿瘤局部切除术创伤相对较大，风险较高，也要求术者具备良好的手术技巧和丰富的手术经验。

（7）眼球摘除术，对于大型肿瘤，侵及视神经或巩膜的肿瘤，经其他治疗继发青光眼，眼压难以控制者，以及严重焦虑，不适于保眼治疗者，应行眼球摘除术。术中对摘除眼球进行观察，如无瘤体穿透巩膜，眼球外蔓延的表现，可一期植入义眼台。如有眼外蔓延，应尽量切除色素病变组织，术后密切观察如6~12个月无局部复发，再行二期义眼台植入术。

（8）眶内容剜除术，对于眼球外蔓延，眶内组织侵犯者，应行眶内容剜除术。因为葡萄膜黑色素瘤局部复发的比例并不高，因此建议姑息性眶内容剜除，不必强求彻底摘除眶内软组织，术后可辅以外放疗，以期尽量小的破坏患者外观，提高患者生存质量。

（9）远处转移的治疗，葡萄膜黑色素瘤远处转移尚无明确有效的治疗方案，应尽可能参加临床试验。

4 葡萄膜黑色素瘤的随访和预后

对于保眼治疗患者，术后前两年应每3~6个月随访，观察肿瘤局部控制情况，每半年行肝肺体检，筛查有无转移发生。两年后可根据情况延长至每6~12个月随访，每年肝肺体检。

眼黑色素瘤协作组观察数据显示，5年及10年转移率，在大型肿瘤分别为35%和49%，在中型肿瘤分别为14%和26%。在中国5年及10年生存率分别为20%和30%。转移后1年生存率为20%，2年生存率为10%。

表7-2　美国癌症联合会第八版脉络膜和睫状体黑色素瘤分期

T分期	分期标准	N分期	分期标准	M分期	分期标准
				M0	临床分期无远处转移
T1	肿瘤大小1级	N1	区域淋巴结转移或存在眼眶肿瘤	M1	有远处转移
T1a	肿瘤大小1级，不伴睫状体累及，无球外生长	N1a	一个或一个以上区域淋巴结转移	M1a	最大转移灶的最大径≤3.0cm
T1b	肿瘤大小1级，伴睫状体累及	N1b	无区域淋巴结转移，但有与眼球不连续的独立肿瘤侵犯眼眶	M1b	最大转移灶的最大径3.1~8.0cm
T1c	肿瘤大小1级，不伴睫状体累及，伴球外生长，且最大径≤5mm			M1c	最大转移灶的最大径≥8.1cm
T1d	肿瘤大小1级，伴睫状体累及，且球外生长最大径≤5mm				
T2	肿瘤大小2级				

T分期	分期标准	N分期	分期标准	M分期	分期标准
T2a	肿瘤大小2级，不伴睫状体累及，无球外生长				
T2b	肿瘤大小2级，伴睫状体累及				
T2c	肿瘤大小2级，不伴睫状体累及，伴球外生长，且最大径≤5mm				
T2d	肿瘤大小2级，伴睫状体累及，且球外生长最大径≤5mm				
T3	肿瘤大小3级				
T3a	肿瘤大小3级，不伴睫状体累及，无球外生长				
T3b	肿瘤大小3级，伴睫状体累及				

T分期	分期标准	N分期	分期标准	M分期	分期标准
T3c	肿瘤大小3级，不伴睫状体累及，伴球外生长，且最大径≤5mm				
T3d	肿瘤大小3级，伴睫状体累及，且球外生长最大径≤5mm				
T4	肿瘤大小4级				
T4a	肿瘤大小4级，不伴睫状体累及，无球外生长				
T4b	肿瘤大小4级，伴睫状体累及				
T4c	肿瘤大小4级，不伴睫状体累及，伴球外生长，且最大径≤5mm				

T分期	分期标准	N分期	分期标准	M分期	分期标准
T4d	肿瘤大小4级，伴睫状体累及，且球外生长最大径≤5mm				
T4e	任何肿瘤大小，伴有球外生长，最大径>5mm				

表7-3　美国癌症联合会脉络膜和睫状体黑色素瘤预后分类

T	N0	N1
T1a	Ⅰ	Ⅳ
T1b-d	ⅡA	Ⅳ
T2a	ⅡA	Ⅳ
T2b	ⅡB	Ⅳ
T3a	ⅡB	Ⅳ
T2c-d	ⅢA	Ⅳ
T3b-c	ⅢA	Ⅳ
T4a	ⅢA	Ⅳ
T3d	ⅢB	Ⅳ
T4b-c	ⅢB	Ⅳ
T4d-e	ⅢC	Ⅳ
M1a-c	Ⅳ	Ⅳ

第八章

放疗及其他治疗手段

除前述章节中的治疗方法，近年来包括放疗在内的其他治疗方法也被用于黑色素瘤的治疗中，但因证据数量有限，研究质量参差，故还需进一步研究。

第一节　放疗

1　皮肤黑色素瘤的放疗

（1）推荐手术切缘

原位癌，推荐切除边缘 0.5~<1cm；原发灶≤1.00mm，推荐切除边缘 1.0cm；原发灶 1.01~<2mm，推荐切除边缘>1.0~<2.0cm；原发灶 2.01~4.00mm，推荐切除边缘 2.0cm；原发灶>4.00mm，推荐切除边缘2.0cm。

（2）靶区勾画建议

GTVp（原发肿瘤区）：影像或者体格检查所见大体肿瘤、瘤床；

CTV（临床靶区）：原位癌外放1cm；厚度小于

1mm者外放2cm；1~4mm或>4mm者外放3cm；

PTV（计划靶区）：CTV外放3~5mm形成。

根治性放疗的最佳剂量尚不明确，可选的分次剂量为2.5~3.5Gy/F、每周3~5次，等效生物剂量70~80Gy。

（3）淋巴结放疗原则

1）如有3个以上的受累淋巴结或转移直径大于3cm，则应考虑放疗，推荐剂量50~60Gy（1.8~2.5Gy/5F/周）。

2）术后放疗推荐于至少2枚淋巴结阳性或单个阳性淋巴结时直径>1cm/包膜外侵者；

3）黑色素瘤行淋巴结清扫术后，不建议常规进行放疗。

应由有经验的放射肿瘤医师确定淋巴结辅助外照射治疗的最佳方案。优先考虑IMRT或容积调强技术（VMAT）以降低淋巴结辅助放疗的毒性风险。

（4）勾画建议

GTVp：影像或者体格检查所见大体肿瘤、瘤床；

GTVn（淋巴结转移区）：淋巴结短径大于≥10mm；短径不足10mm出现中央坏死或环形强化；短径<1cm的淋巴结但PET/CT提示代谢显著升高；同一高危区域内≥3个淋巴结，最大横断面短径≥8mm；淋巴结包膜外侵，无论淋巴结大小；临床高度怀疑转移但未达诊

断标准的小淋巴结；

CTV1：CTV1在GTVn基础上适当外扩5~10mm形成的区域，根据周围解剖结构调整范围（转移淋巴结无包膜外侵则外扩5mm，有包膜外侵犯则外扩10mm，并根据周围有无侵犯肌肉等情况适当修改）；

CTV2：包括CTV1及需预防照射的中低危淋巴结引流区，转移淋巴结所在的淋巴引流区、需要预防照射的淋巴引流区；

*临床靶区根据各中心实际数据外扩3~5mm形成PTV。

目前尚未建立统一的放疗剂量，常用剂量如下所示（NCCN指南推荐）：

50~66Gy/25~33F/5~7周；

48Gy/20F/连续4周；

30Gy/5F/2周（每周两次或隔天1次）。

1.1 黑色素瘤脑转移的放疗

对存在脑转移者，应优先处理中枢神经系统（CNS）的病灶，以延迟或防止出现瘤内出血、癫痫或神经相关功能障碍。黑色素瘤脑转移的局部治疗（手术或放疗）应基于症状、脑转移灶的数目和部位综合考虑。

（1）SRS和分次立体定向放疗（SRT）

脑转移病灶<3个，首选立体定向或外科手术；病

灶<6个，直径<4cm者，根据病灶部位可考虑立体定向放疗。

（2）全脑放疗（WBRT）

①全脑放疗仅推荐于颅内多发转移且不适合立体定向或神经外科手术者；

②临床症状、影像学或病理证实有脑膜转移，可考虑行WBRT治疗。

③单发脑转移行立体定向或手术治疗时，均不推荐联合全脑放疗；

④WBRT推荐方案：30Gy/10次，2周内完成。

1.2 黑色素瘤软组织转移灶和/或骨转移灶

合并疼痛或不稳定的骨转移患者，建议放疗，有骨折风险者，积极外科加固，防止骨折；脊柱骨转移合并椎管压迫者，推荐手术或尽早开始放疗；总剂量为35~36Gy，单次剂量为2.5~3.0Gy；如患者的预期寿命有限，可通过将单次剂量增加到8Gy来缩短治疗时间。在累及周围软组织情况下，总剂量可能会增加到45Gy，单次剂量为2.5Gy。如果脊髓在照射野内，总辐射剂量不应超过40Gy。

2 肢端黑色素瘤的放疗

（1）淋巴结区复发的高危因素包括：临床显性淋巴结转移的囊外侵犯（肉眼或镜下）；腮腺受累淋巴

结≥1个；颈部或腋窝受累淋巴结≥2个，腹股沟受累淋巴结≥3个，颈部或腋窝淋巴结≥3cm，和/或腹股沟淋巴结≥4cm。目前缺乏中国循证医学证据。

（2）骨转移瘤放疗指征：对有疼痛症状或即将出现症状骨转移灶，可选择放疗，具体剂量和分次没有统一规定，可选剂量方案有：8Gy/1次分割和多次分割（20Gy/5次分割、30Gy/10次分割、24Gy/6次分割）。靶区勾画参照ISRC推荐勾画。

（3）对存在脑转移者，处理原则同皮肤黑色素瘤脑转移患者。

（4）切除脑转移瘤后，可考虑术后对切除腔进行SRS，对较大的切除腔，建议总剂量分3~5次照射，可能助于改善局部转移控制：根据NCCTG N107C试验方案的瘤床残腔体积，较小残腔可采用最大剂量范围在12~20Gy单分割SRS方案治疗。

病灶<4.2cm³，接受20Gy 病灶≥4.2cm³但<8.0cm³，接受18Gy；

病灶≥8.0cm³但<14.4cm³，接受17Gy；

病灶≥14.4cm³但<20cm³，接受15Gy；

病灶≥20cm³但<30cm³，接受14Gy；

病灶≥30cm³但<5cm（最大径），接受12Gy。

一般来讲，单次分割辅助SRS不推荐用于空腔>5cm的病例。然而，较大的空腔可采用分次SRT治疗。

潜在治疗方案包括但不限于：24~27Gy/3F、25~35Gy/5f。

病灶>5cm，一般不推荐单次SRS作为辅助治疗。

对更大病灶，可行分次SRT，可选择的方案：24~27Gy/3次或25~35Gy/5次。

不建议黑色素瘤患者在切除术或立体定向放疗后进行辅助性全脑放疗。

（5）晚期恶性黑色素瘤脑转移辅助放疗参考皮肤黑色素瘤脑转移放疗原则。

（6）全脑放疗（WBRT）作为一线治疗方法。

1）WBRT并非黑色素瘤脑转移的首选，SRS/SRT通常是更优选的治疗方案。

2）对出现瘤负荷症状但无法行SRS/SRT者，可考虑行WBRT。

3）应充分考虑患者的个体倾向及治疗目标来衡量WBRT的利弊。

4）临床症状、影像学或病理证实有脑膜转移，可考虑行WBRT治疗。

5）WBRT推荐方案：30Gy/10次，2周内完成；37.5Gy/15次，3周内完成；20Gy/5次，1周内完成。

脑转移瘤完全切除或SRS后不推荐行WBRT。

3 黏膜黑色素瘤的放疗

（1）根据2022年北京大学肿瘤医院牵头联合全国4家中心纳入全球最大队列研究发表的黏膜黑色素瘤分期国际新标准进行疾病分期。

（2）放疗分为辅助放疗和姑息放疗，前者主要用于颈淋巴清扫术和某些头颈部黏膜MM的术后补充治疗，可进一步提高局控率；后者主要用于骨转移和脑转移。

（3）发生在鼻腔/鼻窦/鼻咽、口腔的黏膜黑色素瘤，术后辅助放疗能改善肿瘤局控率，但能否降低远处转移风险和延长生存期，目前证据尚不充足。建议于术后6周之内开始放疗，其疗效佳。应由有经验的放射肿瘤医师确定淋巴结辅助外照射治疗的最佳方案，优先考虑IMRT或容积调强技术（VMAT）。放疗范围应包括瘤床及颈部淋巴引流区域，口腔原发灶放疗仅限于局部极晚期或为了保护功能无法达到阴性切缘者，颈部高危区域（转移淋巴结数目≥2个，直径≥3cm，淋巴结结外侵犯，淋巴清扫后局部再次复发）可辅助行颈部淋巴引流区域放疗。在原发肿瘤切除困难或术前评估难以完全切除情况下，通过术前放疗降低肿瘤临床分期，部分病例能达到可手术切除条件、降低切缘阳性率。对不可切除局部晚期，原发灶放疗亦有助于局部肿瘤控制。

表8-1　勾画建议

靶区	定义和描述
GTVp	影像或者体格检查所见大体肿瘤
GTVn	淋巴结短径大于≥10mm；短径不足10mm出现中央坏死或环形强化；短径<1cm的淋巴结但PET/CT提示代谢显著升高；同一高危区域内≥3个淋巴结，最大横断面短径≥8mm；淋巴结包膜外侵，无论淋巴结大小；临床高度怀疑转移但未达诊断标准的小淋巴结
CTV1	CTV1在GTV基础上适当外扩5~10mm形成的区域，根据周围解剖结构调整范围（转移淋巴结无包膜外侵则外扩5mm，有包膜外侵犯则外扩10mm，并根据周围有无侵犯肌肉等情况适当修改）
CTV2	包括CTV1及需预防照射的中低危淋巴结引流区，包括高风险窦腔/口腔区域和间隙、转移淋巴结所在的淋巴引流区、需要预防照射的淋巴引流区

*各靶区根据各中心实际数据外扩3~5mm形成PTV。

· 对初诊N0的鼻腔/鼻窦黏膜恶黑：在充分平衡利弊情况下行同侧颈部区域淋巴结照射，包括同侧颈部Ⅰ-Ⅲ淋巴结引流区。

· 对初诊N0的口腔/口咽黏膜恶黑：应常规行预防性颈部淋巴引流区照射，包括双侧颈部Ⅰ-Ⅲ淋巴结引流区。

· 对初诊N1的头颈部黏膜恶黑患者：需行双侧淋巴结引流区照射，包括双侧Ⅰ-Ⅲ区，对于阳性淋巴结侧至少预防照射下一站引流区。

表8-2 剂量建议

治疗类型	pGTVp、pGTVn	PTV1	PTV2
术前放疗	50~55Gy (2~2.2Gy/f)	50Gy (2Gy/f)	
根治性放疗	70Gy (2~2.2Gy/f)	63~70Gy (2~2.2Gy/f)	54~60Gy (1.63~2Gy/f)
术后放疗 (R0)		60~66Gy (2Gy/f)	54~60Gy (1.63~2Gy/f)
术后放疗 (R1/2)	66~70Gy (2~2.2Gy/f)	60~66Gy (2Gy/f)	54~60Gy (1.63~2Gy/f)

其他部位黏膜黑色素瘤放疗剂量目前缺乏中国循证医学证据。

常用剂量：50~66Gy/25~33F/5~7周；

48Gy/20F/连续4周；

30Gy/5F/2周。

（4）脑转移灶的放疗

对存在脑转移的患者，应优先处理中枢神经系统（CNS）病灶，以延迟或防止出现瘤内出血、癫痫或神经相关功能障碍。黑色素瘤脑转移的局部治疗（手术或放疗）应基于症状、脑转移灶的数目和部位整合考虑。治疗原则同肢端黑色素瘤脑转移治疗原则。

（5）晚期黑色素瘤的放疗

对脑转移灶，SRS可作为一线治疗或辅助治疗。全脑放疗可作为一线治疗，也可考虑作为辅助治疗，但作为辅助治疗时疗效不确切，需结合患者个体情况综合选择。具体治疗原则同肢端黑色素瘤晚期黑色素瘤的放疗原则。

第二节 放射治疗-重离子放射治疗

放疗是不能进行手术的恶性黑色素瘤重要的局部治疗方法。其中高LET射线重离子$^{12}C^{6+}$特有的放射生物学效应表现为：能量沉积在射程末端，侧向散射小，剂量边缘清晰，有利于精确治疗（毫米量级），此外，重离子$^{12}C^{6+}$还具有较高的生物学效应，不依赖细胞周期且诱导细胞死亡的方式多样，有较低的氧增强比，与常规射线治疗相比，重离子$^{12}C^{6+}$治疗辐射抗拒性肿瘤具有更大优势，更加适于常规放疗不敏感的肿瘤。重离子$^{12}C^{6+}$放疗是黏膜恶性黑色素瘤的有效疗法，且对术后局部复发风险高的患者，辅助性放疗对肿瘤的控制也具重要意义。

1 恶性黑色素瘤重离子放疗适应证

（1）诊断明确，患者KPS评分≥70分；

（2）肿瘤病灶无法手术切除，或手术易造成严重残疾、影响美容者；

（3）术后残留或者手术安全边界不足；

（4）出现远处转移行姑息性放疗；

（5）不愿意接受再次手术治疗而自愿选择放射治

疗的患者;

（6）再次采用重离子治疗应该与初次放疗时间间隔1年左右。

2 恶性黑色素瘤放疗原则

目前缺乏高级别循证医学证据。下列放疗建议来源于临床研究、病例报道、病例回顾性分析。

表8-3

恶性黑色素瘤重离子 $^{12}C^{6+}$ 放疗建议
放疗用射线类型重离子 $^{12}C^{6+}$ 射线
放疗技术	点扫描或2D均匀扫描技术放疗，碳离子束能量为100~200MeV/u，Bragg峰位展宽80~100mm，可酌情加置50~100mm补偿器优化射线分布
处方剂量	不可切除皮肤恶性黑色素瘤及黏膜恶性黑色素瘤放疗建议处方剂量：55~70GyE/6~16次，每天一次，每周4~5次可据肿瘤部位、病灶大小、是否同步化疗、靶向免疫治疗调整总剂量和剂量分割模式。目前缺乏重离子 $^{12}C^{6+}$ 射线联合同步靶向治疗、免疫治疗的注册临床研究数据；有日本NIRS研究所Koto等进行了129例重离子 $^{12}C^{6+}$ 同步化疗研究。指南推荐剂量单位GyE定义为碳离子物理剂量乘以碳离子相对生物学有效性（RBE），通常碳离子的RBE设定为3.0

放疗 定位方式	根据不同病灶部位选择合适的体位固定方式，选择符合放疗计划要求的CT模拟定位范围、扫描条件、扫描层厚及FOV。MRI模拟定位扫描序列为T1、T2、T1增强和T2抑脂，条件容许时建议CT与MRI相同体位下扫描，并进行图像融合后勾画靶区，（同常规光子射线）
放疗靶区勾画、 计划评估、 放疗实施	靶区勾画：GTV为影像学可见的肿瘤，CTV=GTV+5mm，PTV=CTV+3mm。 计划评估：90%等剂量线覆盖整个肿瘤计划靶体积，靶区内剂量尽可能均匀。 根据不同部位和器官设置危及器官限量值，具体参考重离子射线照射正常组织危及器官限量值（GyE）。 治疗实施：建议给予患者每次碳离子治疗前均执行ci-GPS图像配准，治疗师根据骨性标志进行配准调整，配准完成须有审核医师通过后方可执行碳离子治疗
疗效评估	浅表部位恶性黑色素瘤在碳离子治疗全过程中，建议每日对患者患处皮肤进行拍照记录，至整个治疗结束 患者治疗至中期、第16次、治疗后半年、治疗后1年行CT或MRI检查，以影像结果可测量的瘤体三维方向最大径为依据评价疗效

第三节 皮肤恶性黑色素瘤重离子放疗

1 不可切除皮肤恶性黑色素瘤重离子放疗

一般认为恶性黑色素瘤对常规低LET射线（高能X射线、电子线及^{60}Coγ线）敏感性低，这主要是由于恶性黑色素瘤细胞受照射后生存曲线的肩段较宽，表明该细胞受照射后亚致死性损伤的修复能力强。高LET射线照射后细胞无亚致死损伤因此也无亚致死损伤修复。Blake等报道单纯7.5MeV中子束治疗恶性黑色素瘤患者照射剂量为15.6Gy/12f，结果71%病灶达CR，29%病灶达PR，中位生存时间14.5个月，主要死因为远处转移。研究结果显示：高LET射线治疗恶性黑色素瘤局控制较高，但仍需要综合治疗以期获得更好的无病生存率。蔡宏懿等报道，2006年12月~2009年3月采用中科院近代物理研究所重离子研究装置（HIRFL）浅层肿瘤治疗终端治疗13例皮肤肢端恶性黑色素瘤，年龄54~74岁，给予60~70GyE/6~7Fr（1例66GyE/12Fr）。结果：76.92%病灶达CR，23%病灶达PR，发生皮肤不良反应Ⅰ级38.46%，Ⅱ级15.38%，1例出现Ⅲ级不良反应，其中2例恶性黑色素重离子束放疗后13、15个月因远处脏器转移而死亡。李莎等采用重离子加速器国家实验室的碳离子治疗终端，对12例恶性黑色素瘤进行重离子束（$^{12}C^{6+}$）放疗，其中手术后复发9例，原发3例，鼻腔、副鼻窦Ⅲ期3例，皮肤Ⅰ期2例，Ⅱ期3例，Ⅲ期2例，淋巴结转移瘤2例，分布于头颈部、躯干、下肢、足部。总照射剂量为60~70GyE，分为6~12次，4~6GyE/d，7次/周，近期疗效为有效率（完全缓解+部分缓解）达100%，1年、3年、5年生存率分别为100%、70%、30%，1

年、3年、5年局控率分别为100%、80%、65%，同时也出现了一些不良反应，3例于眼睑、颌面部皮肤出现3级急性放射性反应，表现为黏膜水肿、充血、皮肤破溃，另2例于大腿部出现2级急性放射皮肤反应，表现为水泡和周围轻度红肿。

2 转移皮肤恶性黑色素瘤放疗

转移的Ⅳ期黑色素瘤患者中位生存时间8月（±2月），除据基因检测结果选择全身系统药物治疗外，对局部病灶产生影响患者生活质量的症状需给予局部放疗。淋巴结转移、脑转移、骨转移、肝转移，目前仍缺乏前瞻性研究结果。可据临床研究结果及经验总结，进行重离子放疗。

3 放疗安全性评估

应充分考虑肿瘤复发位置、肿瘤大小、初治放疗剂量及初治放疗的时间间隔。制定毒副反应的预防措施及治疗方案。

第四节 黏膜恶性黑色素瘤重离子放疗

黏膜黑色素瘤位于体内被覆黏膜的任何部位，但临床统计显示，黏膜恶性黑色素瘤约50%位于头颈部是中国发病率较高的黑色素瘤亚型，且因为其发病部位较分散，预后因素不明确。黏膜恶性黑色素瘤不同于皮肤恶性黑色素瘤，发病部位较隐匿，患者就诊时多处于中晚期，大多已失去手术机会，且肿瘤转移率高，易复发、预后差。提高肿瘤局部控制率及减少复发转移率是治疗黏膜恶性黑色素瘤的主要目标，放疗对不能进行手术的黏膜恶性黑色素瘤的治疗具重要意义。但恶性黑色素瘤对常规射线不敏感，具辐射抵抗性，导致常规射线在临床治疗黏膜恶性黑色素瘤中受限。

1 头颈部黏膜恶性黑色素瘤

黏膜恶性黑色素瘤：原发于头颈部恶性黑色素瘤好发于鼻窦，局部易复发和远处易转移且对光子治疗和化疗敏感性较差，通常以手术为主。因其远处转移率高，全身治疗尤其免疫治疗有助提高疗效。头颈部黏膜恶性黑色素瘤光子治疗 3 年 LC 率为 36%~61%，5 年 OS 率约 30%。质子、重离子治疗可提高恶性黑色素瘤 LC 率，但远处转移仍是治疗失败主要原因，联用化疗后 OS 率明显提高。日本一项研究针对局限性鼻腔鼻窦黏膜恶性黑色素瘤采用总量 60GyE 大分割（4GyE/次，3 次/周）质子治疗了 14 例患者，3 年 LC、OS 率分别为 86%、58%。随后有 Ⅱ 期临床研究入组 32 例患者，首要观察终点 1 年 LC 率为 75.8%（预期为 75%），

3年OS率为46.1%，远处转移仍是治疗失败主要原因，占死亡原因的93.3%。日本兵库粒子治疗中心使用65~70.2GyE分26次质子或碳离子治疗局限性头颈部黏膜恶性黑色素瘤，2年LC率约70%，OS率约60%。日本NIRS在1994~2004年间采用单纯碳离子（总量52.8~64GyE分16次4周完成）治疗72例头颈部黏膜恶性黑色素瘤患者，5年LC率高达84.1%，但5年OS率仅27.0%。此后，NIRS在放疗同期使用了DAV方案化疗，5年OS率明显提高至54.0%。

2012年日本NIRS研究所等报道一项重离子 $^{12}C^{6+}$ 放疗头颈部肿瘤的Ⅱ期临床研究，纳入236例患者均为局部进展期，放疗剂量为57.6GyE/16次/4周，85例黏膜恶性黑色素瘤患者的5年局控率为75%，优于腺样囊性癌（n=69，73%）、腺癌（n=27，73%）、乳头状腺癌（n=13，61%）和鳞癌（n=12，61%），且明显优于肉瘤（n=14，24%）。2017年日本NIRS研究所Naganawa等报道了重离子 $^{12}C6+$ 治疗19例口腔黏膜恶性黑色素瘤的长期疗效，放疗剂量为57.6GyE/16次/4周，5年局控率、无进展生存率和总生存率分别为89.5%、51.6%和57.4%。2018年日本NIRS研究所Masashi等回顾性分析458例接受重离子 $^{12}C^{6+}$ 放疗局部晚期鼻腔和鼻窦恶性肿瘤的安全性和有效性，纳入患者393例为原发肿瘤，65例为复发肿瘤，肿瘤位于鼻腔

（n=263）、上颌窦（n=109）、筛窦（n=71）和其他位置（n=15），组织学类型为黏膜恶性黑色素瘤（n=221，48%）、腺样囊性癌（n=122，27%）、鳞状细胞癌（n=31，7%）、嗅神经母细胞瘤（n=30，7%）、腺癌（n=21，5%）和其他类型（n=33，7%）。所有患者均接受了重离子 $^{12}C^{6+}$ 治疗，中位随访时间为25.2个月（1.4~132.3个月），2年局控率和总生存率分别为84.1%和79.6%，其中黏膜恶性黑色素瘤的2年总生存率为68.0%，17%患者出现3~4级毒副反应，其中以视觉障碍最常见。

2012年日本NIRS研究所Hasegawa等分析96例接受重离子 $^{12}C^{6+}$ 联合化疗的头颈部黏膜恶性黑色素瘤患者，放疗总剂量为57.6GyE/16次/4周，在照射的第1周和最后1周进行同步DAV方案化疗（达卡巴嗪120mg/m² 静滴，d1~d5；尼莫司汀70mg/m² 静滴，d1；长春新碱0.7mg/m² 静滴，d1）；在重离子 $^{12}C^{6+}$ 放疗后序贯3个周期DAV方案化疗，3、5年局控率分别为84%和82%，3、5年总生存率分别为67%和59%，中位随访35.9（3.3~107.1个月）中未见严重毒副作用。2017年日本NIRS研究所Koto等对重离子 $^{12}C^{6+}$ 放疗260例头颈部黏膜恶性黑色素瘤患者的有效性和安全性进行评估，其中鼻腔178例、鼻旁窦43例、口腔27例、咽部12例，放疗剂量为57.6GyE/16次/4周，129例接受同步放化疗，放疗第1周和最后1周同步DAV方案化疗（达卡巴嗪120mg/m²静滴，d1~d5；尼莫司汀70mg/m²静滴，d1；长春新碱0.7mg/m²静滴，d1），重离子$^{12}C^{6+}$放疗结束后序贯3个周期的DAV方案，中位随访22（1~132）个月，2年局部控制率和总生存率分别为83.9%和69.4%。34例（13.1%）发生3~4级毒副反应，其中3级27例、4级7例（5例同侧失明、1例黏膜溃疡和1例继发性恶性疾病），无1例发生治疗相关性死亡。2019年日本Takayasu等报道21例头颈部黏膜黑色素瘤重离子$^{12}C^{6+}$放疗联合DAV方案化疗，放疗剂量为57.6~64.0GyE/16次/4周，放疗开始前化疗1个周期，结束后序贯3个周期DAV方案化疗，3年局控率、无进展生存率和总生存率分别为92.3%、37.0%和49.2%，所有患者均未见3级及以上毒副反应。表明头颈部黏膜恶性黑色素瘤患者经重离子$^{12}C^{6+}$放疗联合DAV方案化疗后能有效提高局控率和总生存率且毒副反应可耐受。

2　泌尿生殖系黏膜恶性黑色素瘤

泌尿生殖系恶性黑色素瘤好发于女性阴道、外阴及宫颈等部位，恶性程度高，预后不良。2014年日本NIRS研究所Karasawa等分析重离子$^{12}C^{6+}$放射治疗23例妇科黏膜恶性黑色素瘤患者（阴道14例、外阴6例和宫颈3例），22例放疗剂量为57.6GyE/16次/4周，1例为64GyE/16次/4周，每周4天，平均治疗时间25（24~28）天，中位随访时间17（6~53）个月。全组的3年局部控制率和总生存率分别为49.9%和53.0%，治疗过程中除1例出现3级肠道、泌尿系和皮肤放射性反应外，其余患者均无3级以上毒副反应。随更多研究验证，C-ion RT可能成为子宫颈恶黑治疗的替代选择。

2019年日本NIRS研究所Murata等回顾性分析37例重离子$^{12}C^{6+}$放疗泌尿生殖系恶性黑色素瘤的效果，其中阴道22例、外阴12例和宫颈3例，平均年龄71岁，平均随访23（5~103）个月，其中存活患者中位随访53（16~103）个月；全组30例获完全缓解，2年局控率、无进展生存率和总生存率分别为71%、29%和53%。2019年意大利Barcellini等报道2016年1月至2017年2月收治的4例接受重离子$^{12}C^{6+}$放疗的患者（宫颈1例+阴道3例），放疗剂量为68.8GyE/16次/4周，中位生存期为11.41个月，无严重毒副反应。重离子$^{12}C^{6+}$治疗泌尿生殖系黏膜恶性黑色素瘤临床疗效较好，可能成为一种安全的非侵入性疗法，但临床研究还需更长的随访时间和更多的数据来评估其有效性和晚期毒副反应。

3 消融治疗黑色素瘤

消融治疗是恶黑转移瘤治疗的重要手段，包括冷消融、热消融两大类。冷冻治疗是一种应用低温消除病变组织，通过即刻损伤和延迟损伤两种方式实施治疗。即刻损伤是冷冻和复温对组织和细胞的直接作用，延迟损伤则是微循环衰竭和冷冻诱发的免疫反应所致。口腔黏膜黑色素瘤冷冻消融治疗专家共识对此技术进行推荐。热消融技术主要包括微波消融与射频消融是目前热消融应用最广泛的两种消融方式。相比RFA，MWA可在短时间内产生更大的球形消融区，效率更高，但术中疼痛更重。肺组织内有大量气体具有低电导率及低热传导性，因而热传导性好、消融范围大、受血流及碳化影响小的 MWA 技术在肺肿瘤的消融治疗中具有更大优势。目前国内外应用热消融治疗黑色素瘤的研究相对较少，但对肝、肺转移瘤的疗效满意，同时能促进免疫功能。

4 黑色素瘤血管介入治疗

（1）血管介入治疗是一种微创的手术疗法，主要通过x线引导设备，如数字减影血管造影（digital subtraction angiography，DSA）设备的引导下，将导丝和导管置入靶血管腔内，然后对病变进行治疗。血管介入治疗创伤小，恢复较快，是一种恶性肿瘤的微创疗法。肿瘤血管介入治疗主要方法为动脉灌注化疗及动脉栓塞化疗，在肝癌、消化道肿瘤、肺癌等多个癌种广泛应用。不可手术或复发肢端黑色素瘤、黏膜黑色素瘤、皮肤黑色素瘤，黑色素瘤肝转移可参照其他瘤种行血管介入治疗。

（2）肝动脉灌注化疗（Hepatic Artery Infusion Chemotherapy，HAIC）在原发性肝癌治疗中的应用越来越广泛，在肝转移瘤的治疗中亦有应用。在黑色素瘤肝转移治疗中，有报道使用肝动脉插管或肝动脉泵，行淋巴细胞删除性化疗（福莫司汀+达卡巴嗪），化疗后立刻进行自体细胞因子诱导的杀伤细胞回输，并同时应用白介素-2、粒细胞巨噬细胞集落刺激因子治疗，28天为一周期。对进展期黑色素瘤肝转移患者，可明显改善患者的疾病控制率，无进展生存期、总生存期有延长趋势，毒副作用可耐受，是一种有良好前景的治疗模式。

（3）应用抗癌药马法兰在高温下隔离肝灌注（Isoalted Liver Perfusion，ILP）技术治疗黑色素瘤肝转移，是一种微创技术，可重复进行，可能提供更好生存率。

（4）不可手术或复发肢端黑色素瘤、黏膜黑色素瘤、皮肤黑色素瘤，黑色素瘤肝转移可行动脉灌注化疗或动脉栓塞化疗，作为局部、姑息治疗，降低肿瘤负荷。与全身给药相比，肝动脉治疗理论上增加肿瘤对抗癌药物的暴露，并使正常组织剂量最小化。可使用达卡巴嗪、顺铂、更生霉素等药物灌注化疗，肝动脉灌注白蛋白结合型紫杉醇的临床研究有阳性结果报道，最大耐受剂量（MTD）为220mg/m²，在伴肝转移的黑色素瘤患者显现罕见的客观反应。超液化碘油、栓塞微球、明胶海绵、PVC颗粒等可作为供血动脉栓塞材料。肝动脉化疗栓塞治疗黑色素瘤的肝显性转移是一种安全的疗法。

（5）CheckMate 067研究中，纳武利尤单抗联合伊匹木单抗治疗晚期黑色素瘤中位无进展生存期为11.5个月（95%CI=8.7−19.3），无进展生存风险比为0.42（95%CI=0.35−0.51；$P<0.0001$）；4年随访的分析结果显示，在晚期黑色素瘤患者中，纳武利尤单抗加伊匹单抗或单独使用纳武利尤单抗可获得持久、持续的生存获益。

（6）国内有临床中心应用帕博利珠单抗联合伊匹木单抗动脉灌注治疗晚期黑色素瘤；也有帕博利珠单抗治疗晚期黑色素瘤的不良事件及相关性分析报道。结合肝动脉灌注化疗，肝动脉栓塞治疗晚期黑色素瘤肝转移，国内外均有相关报道。多项研究证实冷冻消融可激活免疫治疗效应，冷冻消融联合帕博利珠单抗动脉灌注治疗晚期黑色素瘤已有报道。该研究中，整个队列和皮肤黑色素瘤患者的总缓解率分别为26.7%（95%CI=4.3-49.0）和33.3%（95% CI=2.5-64.1）。在一线静脉注射帕博利珠单抗治疗失败的部分患者的比例（2/6；33.3%）中观察到临床反应。中位总PFS时间和肝脏PFS时间分别为4.0个月（95%CI=2.5-5.5）和5.73个月（95%C=11.1-10.4）月。帕博利珠单抗对伴有肝转移的黑色素瘤患者表现出积极的临床活性和良好的安全性。

（7）加载了化疗药物，如阿霉素的微球被超选择性送入肿瘤供血血管（肿瘤滋养血管）内，缓慢并可控释放在肿瘤病灶组织内，起双重治疗作用，即为DEB-TACE（Drug-eluting Beads-Transarterial Chemo-embolization，DEB-TACE）。D-TACE是肿瘤供血动脉栓塞与局部持续化疗的整合，是治疗不可切除黑色素瘤肝转移的一种治疗选择。

（8）钇-90微球经动脉放射性栓塞［Y90-TARE，又称钇-90微球选择性内放射治疗（Y90- SIRT）］是一种整合介入与放疗的新兴肝恶性肿瘤局部微创疗法，能高选择性地经肿瘤供血血管将具有肿瘤杀伤效应剂量的放射微球注射到肿瘤内，而对正常肝脏影响较小。越来越多文献支持它在原发性肝癌和继发性肝恶性肿瘤中使用，包括肝内胆管癌，以及来自神经内分泌癌、黑色素瘤和乳腺癌的肝转移瘤。Y90微球放射栓塞可作为黑色素瘤肝转移的有效疗法，术前应注意患者的选择，以降低并发症发生率。

5 黑色素瘤的光动力治疗

光动力疗法（photodynamic therapy，PDT）是一种新的治疗技术，已被用于皮肤恶性肿瘤中。近年来在黑色素瘤中也进行了数项体外和体内研究以检验PDT的疗效，结果表明，PDT可能是黑色素瘤患者十分有希望的辅助治疗。虽尚未用于治疗临床黑色素瘤患者，研究已用于治疗临床前黑色素瘤小鼠模型。

PDT是结合光敏剂、激发光、氧分子来治疗肿瘤的一种非侵入性疗法。光敏剂通过静脉注射或口服方式进入血液和组织器官，在肿瘤组织中特异性聚积，与正常组织形成浓度差，使用特定波长的光照射，光敏剂激活，产生具有细胞毒性作用的氧自由基，从而高度选择性地破坏瘤细胞和肿瘤血供，达到治疗肿瘤的目的。PDT既可通过直接的光损伤诱导瘤细胞凋亡和坏死、抑制肿瘤血管生成，也可诱发炎症反应间接增强抗肿瘤免疫应答，从而对原发病灶和转移病灶同时发挥控瘤作用。

光敏剂是PDT研究的核心，理想的光敏剂应满足高靶向性、低毒性等特点。PDT中使用到的光敏剂大多数为卟啉、氯、细菌氯和酞菁。光敏剂根据历史发展，分为第一代、第二代和第三代。第一代为复杂天然混合物，如血卟啉衍生物，第二代为合成化合物，包括来源于卟啉、菌蔚、酞菁、氯等。第一代光敏剂易制成水溶性制剂，但光毒性大，靶向性和稳定性差；相比而言，第二代光敏剂具有更好的光稳定性和更长的波长吸收，从而具有更高的组织穿透性，活性氧生成的量子产率更高，肿瘤选择性更强，但其在水中的溶解度差，限制了静脉给药途径，需要寻找新的给药技术。第三代光敏剂将第二代光敏剂与单克隆抗体或其他小的生物活性分子偶联，或封装到载体中，对瘤组织具更高亲和力，从而减少对周围健康组织的影响。

现有光敏剂存在溶解度差、稳定性有限和从体内快速清除的问题，阻碍了疗效。纳米技术可以解决有限的溶解度、光学吸收和肿瘤靶向能力等难题。由于纳米结构的高表面积体积比，使药物可被包裹或结合到纳米颗粒上。纳米颗粒具有高渗透性和保留效应等特点，可减少淋巴滤过并增加药物摄取，特别是在瘤细胞中。该过程包括使用纳米技术直接修饰光敏剂或通过纳米载体递送光敏剂，可增强光敏剂靶向特定肿瘤部位的能力，提高了PDT有效疗效。

协同驱动自组装通过两种药物共价结合已被证明

具有很高的药物装载能力。药物本身既为载体也为货物的自组装体常表现出良好的稳定性。中山大学附属第七医院潘逸航所在课题组设计了一种多酚结构的 Ir（Ⅲ）双光子光敏剂，利用多酚能与 Fe^{3+} 配位驱动组装成纳米聚合物 Ir-Fe NPs。引入的 Fe^{3+} 与 Ir（Ⅲ）双光子光敏剂用于化学动力学疗法和光动力疗法联合治疗。为了提供肿瘤选择性，纳米聚合物被外泌体进一步包裹。所生成的纳米颗粒能有效抑制肿瘤生长并防止恶性黑色素瘤转移的发展。上海市皮肤病医院/同济大学附属皮肤病医院设计了新型水溶近红外光敏剂氮杂氟硼二吡咯（Aza-BODIPY），新合成的光敏剂水溶解性显著提高，另外这些光敏剂的摩尔吸光系数均有一定程度增加，并保持了较好的荧光量子产率及单线态氧量子产率。新型 Aza-BODIPY 光敏剂 1a 具有水溶性好、近红外吸收、代谢快等优点，并显示了强效的体内外抗黑色素瘤活性。另外研究表明新型 Aza-BODIPY 光敏剂 1a 还可作为有效的免疫引发剂诱导免疫效应。

2022 年上海药物所李亚平团队开发了一种基质金属蛋白酶（MMP-2）响应的促渗透纳米粒，通过促进药物瘤内渗透，同步调控 CTLs 和瘤细胞的胆固醇代谢行为，改善 CTLs 功能，协同增强光动力-免疫治疗控瘤效果。该研究制备了脂质纳米囊泡共包载 MMP-2 酶敏促渗肽修饰的光敏剂 PPa 和胆固醇酯化酶抑制剂阿伐麦布，阿伐麦布被释放后可同时抑制肿瘤浸润性 $CD8^+$ T 细胞和瘤细胞的胆固醇代谢，恢复 T 细胞的功能，抑制肿瘤细胞迁移，使瘤细胞处于有效的免疫监视，协同 PDT 激活的免疫应答杀伤肿瘤。

复旦大学/天津大学仰大勇教授与天津大学姚池教授合作发展了由多价光动力单元、免疫激活单元和外泌体杀伤单元组成的智能 DNA 水凝胶，实现了肿瘤免疫治疗和光动力治疗的高效协同。这种智能 DNA 水凝胶由两种通过滚环扩增反应合成的超长 DNA 单链组装而成。其中一条 DNA 链含有免疫佐剂寡核苷酸（CpG ODN），以及用于装载自然杀伤（NK）细胞外泌体的多聚适配体（AptCD63）；另一条 DNA 链含有多价鸟嘌呤四联体（G4），用于装载光动力元件。智能 DNA 水凝胶在体外高效捕获 NK 细胞来源的外泌体；之后负载用单硬脂酸甘油三酯（TGMS）预包覆 HhaI 酶形成的纳米颗粒。将智能 DNA 水凝胶注射到肿瘤部位，肿瘤区域炎症环境中含有的基质金属蛋白酶裂解 TGMS 的酯键释放出 HhaI 酶，降解水凝胶并释放出功能单元。NK 细胞来源外泌体含有的穿孔素和凋亡相关蛋白发挥控瘤作用。CpG ODN 激活抗原递呈细胞发挥免疫疗效。在小鼠黑色素瘤原位模型中，智能 DNA 水凝胶显著抑制了肿瘤的生长，抑制率高达 91.2%。

在临床应用中关于PDT治疗黑色素瘤鲜有报道，还需更多转化研究使PDT从临床前研究迈入临床研究，这研究对PDT治疗恶性黑色素瘤至关重要。

第九章

皮肤和肢端黑色素瘤健康管理指南

在没有明确数据的情况下，对于黑色素瘤患者的后续随访方法，各方意见差异很大。关于监测方法和检查或其他测试的频率存在争议。对于 NED（无疾病证据）患者的持续监测的直接临床目标是识别复发或第二原发黑色素瘤，同时持续监测对于改善生存率、患者生活质量以及一些监测方法相关的风险暴露的长期影响也很重要，因此黑色素瘤患者需要接受指导进行终生定期的皮肤和周围淋巴结（LN）自我检查。鼓励临床医生科普对于可能增加未来（新原发）黑色素瘤风险的行为采取的防护措施。这包括在日晒高峰时段避免日晒、使用防晒服装/帽子/眼镜以及在户外时定期涂抹宽谱防晒霜以保护暴露的皮肤，特别是对于紫外线敏感/肤色较浅的个体。对于淋巴结检查不确定的患者，应考虑短期随访和/或相应的影像学检查（首选超声或 CT），并根据需要进行成像引导的活检。目前所有关于复发风险、监测和生存的可用数据都是基于曾经的化疗时代治疗的患者，并非当前的靶向治疗或检查点免疫治疗。需要前瞻性分析来确定使用新型靶向治疗和免疫治疗是否会影响无症状高风险患者的监测建议。

表9-1 根据分期随访策略

0期 原位癌	每年至少进行一次皮肤的重点体格检查和病史询问；不推荐常规血液检测；不推荐对无症状复发或转移性疾病进行常规影像学筛查
ⅠA-ⅡA 期 NED	每6~12个月进行一次淋巴结和皮肤的重点体格检查，持续5年，然后根据临床情况每年进行一次；不推荐常规血液检测；根据特定症状或体征进行影像学检查
ⅡB-Ⅲ期 NED	体格检查（特别关注淋巴结和皮肤）：前两年每3~6个月1次，接下来三年每3~12个月1次，之后根据临床需要每年1次；除非用于治疗后监测，否则不推荐常规血液检查；根据具体的体征或症状需要进行影像学检查：考虑在前两年每3~12个月进行1次影像学检查，然后在接下来的三年内每6~12个月进行1次，以便筛查复发或转移性疾病；不推荐在3~5年后对无症状的复发或转移性疾病进行常规影像学筛查；存在微卫星病灶的患者应更频繁地进行随访，因为他们的复发风险更高 对ⅢC期患者进行3年的定期监测中枢神经系统（CNS）影像学可能避免了部分因出现症状的CNS复发。然而，超过三年的脑部MRI监测收益低，因此可能不太有用

Ⅳ期 NED	Ⅳ期患者随访频率及检查参照ⅡB-Ⅲ期患者原则 诊断后应测量血清乳酸脱氢酶（LDH）水平和血 清S100蛋白水平，PET/CT扫描可帮助进一步明 确CT扫描上不确定的病变 先前脑部转移增加了新的脑转移风险，且脑肿瘤 负荷减少时治疗成功率增加；因此，对于有先前 脑转移的患者，建议更频繁地使用脑部MRI进行 监测

注释

a.随访计划受到复发和新原发黑色素瘤风险的影响，这取决于患者/家族黑色素瘤病史、痣的数量和/或不典型痣/异形痣的存在。

b.通过临床和家族病史可以识别出可能通过多基因检测显示有皮肤和葡萄膜黑色素瘤、星形细胞瘤、间皮瘤以及乳腺、胰腺和肾脏癌增加遗传风险的患者。这些信息可以指导对适当患者及其亲属进行监测和早期发现的建议。

c.考虑在存在三个或更多侵袭性皮肤黑色素瘤，或个人或家族中有侵袭性黑色素瘤、胰腺癌和/或星形细胞瘤诊断的情况下，进行p16/CDKN2A突变检测的遗传咨询转诊。

d.对于有一级亲属被诊断患有胰腺癌的侵袭性皮肤黑色素瘤患者，建议进行包括CDKN2A在内的多基因组检测。

e.对于可能含有黑色素瘤易感性突变的其他基因的检测可能是必要的（发展单个或多个原发性黑色素瘤的风险因素）。

f.监测的持续时间和间隔应根据疾病分期和复发风险因素的评估来确定。避免不必要的侵入性检查或过高的治疗期待，避免增加患者焦虑以及过高的医疗费用。

g.前哨淋巴结沉积物最大直径<0.3mm的ⅢA期患者显示出与病理分期IB（T2aN0）黑色素瘤患者相似的5年特异性生存率，考虑到进行较少强度的放射学监测和随访。

h.在未进行CLND的SLNB阳性患者中，一般推荐进行区域淋巴结超声检查，前提是具备相应专业技术。根据两项前瞻性随机试验（MSLT-Ⅱ和DeCOG），临床检查和超声/影像监测的频率应保持一致：前两年每4个月1次，然后第3至第5年每6个月1次，将淋巴结超声的频率与断层成像同步也是可以接受的。

i.在具备放射学专业技术的情况下，如果未进行SLNB或技术上不可行，可以在高风险（例如T3/T4）黑色素瘤患者中使用区域淋巴结超声，但淋巴结超声不能替代SLNB。

j. 无创性检测方法（如皮肤镜检查）可能有助于监测新出现的原发性黑色素瘤，特别是在痣数量多和/或有临床上不典型痣的患者中。

k. 大多数复发是由患者自己或在诊所进行的体检中检测到的。由患者检测到的复发比例在不同研究中有所不同（17%至67%），由医生的体检检测到的复发比例也有所不同（14%至55%），但显然，这两种方式对于随访期间的有效监测至关重要。影像检测发现了7%至49%的复发。

l. 患者或医生临床检查发现的复发通常是局部的、区域性卫星的或移行的或淋巴结的，较少见的是远处复发。另一方面，通过影像检测到的复发更可能是远处和淋巴结的；局部或移行复发很少通过影像检测到。

m. 医学影像研究报告显示，影像检查的收益低，假阳性率高（通常与增加的患者焦虑和进一步检查相关的医疗成本有关），以及累积辐射暴露的风险。一项大型元分析比较了超声、CT、PET和PET/CT在黑色素瘤患者分期和监测中的应用。分析包括74项研究，共10528名患者。无论是分期还是监测，超声对于淋巴结转移的敏感性和特异性都是最高的，而PET/CT在检测远处转移方面更为优越。一项Meta分析显示，超声检查对于区域淋巴结转移的阳性发现率最高，PET/CT对远处转移的阳性发现率最高。然而，CT和PET/CT的安全性是一个重大关切，因为大型基于人群的研究显示，重复的CT和核医学影像测试可能会导致累积辐射暴露，与增加的癌症风险相关。

n. 对于那些有必要进行但未进行前哨淋巴结活检（SLNB）的患者，淋巴结超声成为一种监测方法。对于那些前哨淋巴结阳性但选择不进行完整淋巴结清扫术（CLND）的患者，通常使用超声监测。一项前瞻性随机试验表明，与CLND相比，对前哨淋巴结阳性患者进行淋巴结超声监测是安全的。

o. 完全切除的原位黑色素瘤的复发率足够低，以至于患者在切除后被认为已治愈，但某些亚型（如恶性雀斑样痣）可能在局部复发。

p. 对于Ⅰ－Ⅱ期黑色素瘤且在初始治疗后没有疾病的患者，约15%到20%为局部复发或移行转移，约50%在区域淋巴结，29%在远处转移部位。在Ⅲ期黑色素瘤患者中，复发更可能是远处的（约50%），其余的分布在局部部位和区域淋巴结。最初呈现时Ⅲ期分期的增加与更大比例的远处复发相关。

q.早期黑色素瘤复发的频率较低，但复发的时间跨度较长，而晚期黑色素瘤复发的频率较高，且复发的时间跨度较短。对于所有阶段的黑色素瘤，复发风险随时间推移（从诊断开始）通常会降低，尽管它在任何时候都不会降至零。

r.在一项最初呈现为Ⅰ期黑色素瘤的患者（N=1568）的回顾性研究中，293例复发中的80%发生在最初治疗后的前3年内，但一些复发（<8%）在最初治疗后5到10年被检测到。一项前瞻性研究发现，对于最初呈现为Ⅰ或Ⅱ期的患者，复发风险在最初诊断后4.4年内降至较低水平。对于最初呈现为Ⅲ期疾病的患者，复发风险在仅2.7年后降至较低水平。一项针对最初呈现为Ⅲ期疾病的患者的回顾性研究计算了复发风险降至5%或更低所需的时间，并发现这一时间随着初次出现的亚分期增加而缩短（从Ⅲ期A至Ⅲ期C）。远处复发发生在比局部或区域复发更长的时间框架内，而所有类型的复发（局部、区域和远处）在最初呈现时疾病更为晚期的患者中发展得更快。尽管如此，超过95%的区域淋巴结和远处复发在Ⅲ期A和Ⅲ期B黑色素瘤患者中在3年内被检测到，在Ⅲ期C黑色素瘤患者中在2年内被检测到。

s.在已经有一次复发的患者中，后续的复发倾向于以越来越短的间隔发生。

t.治愈初发黑色素瘤的患者有增加的风险发展成第二原发黑色素瘤。尽管比率有所不同，但大多数研究报告称，约2%到10%的初发黑色素瘤患者会发展出第二原发黑色素瘤。发展第二原发黑色素瘤的风险随着自首次原发黑色素瘤诊断后的时间而减少。大约三分之一的第二原发黑色素瘤在首次黑色素瘤诊断时或诊断后的前3个月内被发现，大约一半在第一年内被诊断。对于已经发展了两个原发黑色素瘤的患者，发展第三个的风险更高（1年内为16%，5年内为31%）。第二原发黑色素瘤可能发生在与原始病灶相同的身体区域，并且通常比原始病灶薄，这可能是由于增加的临床监测。发展第二原发黑色素瘤的概率会因为非典型/异型痣和黑色素瘤的阳性家族史而增加。

u.假定早期检测复发是有益的，因为较低的肿瘤负担和较年轻的年龄与改善的治疗反应率和生存率相关。然而，即使使用了更有效的晚期黑色素瘤治疗方法，这一概念也尚未被证实。需要进行前瞻性随机试验来评估监测是否提高生存率，以及确定随访监测的最佳频率和持续时间。

v.设计随访计划时的另一个考虑因素是监测对患者生活质量的影响。虽然正常的检查结果可以对患者的心理产生积极影响，但随访访问也可能因为前往诊所的旅行、体验检查和等待结果而引起压力。一项包含15项研究的分析，报告了早期（Ⅰ/Ⅱ期）黑色素瘤患者的心理社会结果，发现尽管随访时的焦虑很常见，患者重视安慰、信息和心理社会支持。随访检查或影像学检查往往主要是应患者要求而进行的。

w.为患者提供心理社会支持不仅影响他们的生活质量，也可能影响临床结果。一项随机研究中，患者在诊断和初次手术治疗后不久参加了一个结构化的精神病学小组干预，显示出复发率降低的趋势，并且生存率明显优于没有参加精神病学小组干预的患者。值得注意的是，随时间积极行为应对的改善与更好的结果相关联。

x.应该为黑色素瘤患者及其家人推广皮肤癌预防教育。越来越多的证据表明，定期使用防晒霜可能减少随后黑色素瘤的发生。

y.为了平衡成本和临床效能，随访计划应依据与复发风险、第二原发黑色素瘤风险以及有效治疗复发或第二原发的可能性相关的各种患者和疾病特定因素。尽管随访的最佳持续时间仍有争议，但对所有患者进行密集的转移病监测超过五年可能并不具有成本效益。

z.不建议常规血液测试来检测复发。在有复发迹象和/或症状的情况下，应迅速进行适当的检查，包括影像学检查。

aa.在黑色素瘤随访中，通过临床监测患者以便尽早发现复发和识别额外的皮肤肿瘤，尤其是次发性黑色素瘤。然而，这种策略是否能提高生存率，尤其是在针对Ⅳ期疾病的系统治疗的新时代，仍有待确定。在雀斑样恶性黑色素瘤（LMM）的患者中，35%的患者可在5年内发展出其他皮肤恶性肿瘤。

bb.血清S100蛋白水平上升对疾病进展的特异性高于乳酸脱氢酶（LDH），因此，如果推荐进行任何血液测试，它是黑色素瘤患者随访中最准确的血液检测指标。

cc.目前缺乏黏膜黑色素瘤患者最佳随访策略的数据，可参考皮肤黑色素瘤的随访原则。建议定期根据原发灶部位的专科检查，如鼻内镜/胃镜/肠镜/妇科专科等。

附1：达拉非尼联合曲美替尼的发热健康管理

当体温≥38℃，停服双药并建议口服退热药物（非甾体类抗炎药如对乙酰氨基酚、安乃近等），体温恢复后仍持续口服退热药物三天。停用双靶并口服退热药物，体温降至38℃以下且持续时间≥24h，可恢复双靶的起始剂量。停服双靶且口服退热药物24h后体温仍未缓解者，则需要进行血液学检测等实验室检查，以明确是否存在其他原因导致的发热。

如果发热持续未缓解或反复发热，且实验室检查已经排除其他原因导致的发热，则需要在医生的指导下开始启用类固醇激素治疗，可选方案包括泼尼松10mg/d，至少5天，并根据患者情况进行剂量调整。激素治疗仍无效者，可考虑阶梯性同时调整双靶剂量。达拉非尼的剂量不应低于50mg bid，曲美替尼不可低于1mg qd。剂量调整的患者经干预治疗4周体温降至1级以下，可恢复双靶药物至初始剂量，4周后发热仍未降至1级以下，则可考虑停用双靶治疗。

附2：免疫检查点抑制剂不良反应的一般健康管理

毒性分级管理原则：临床处理毒性是按照分级原则进行的，美国国立卫生研究院癌症研究所制定的《常见不良反应术语评定标准（CTCAE_5.0）》对不良反应的术语和严重程度进行了分级。然而使用CTCAE

来分级毒性存在一定的局限性，有时会低估或高估毒性出现的概率和严重程度本指南将毒性分为五个级别：G1：轻度毒性；G2：中度毒性；G3：重度毒性；G4：危及生命的毒性；G5：与毒性相关的死亡；基本对应于CTCAE_5.0的不良反应分级。

毒性管理在很大程度上依赖于使用糖皮质激素。糖皮质激素是常用的免疫抑制剂。临床上应该根据毒性分级、毒性对生命危险的严重程度来判断是否使用糖皮质激素，包括剂量和剂型。使用糖皮质激素要及时，延迟使用（>5 天）会影响部分 ICIs 相关毒性的最终处理效果，例如腹泻/结肠炎。

为防止毒性复发，糖皮质激素减量应逐步进行（>4 周，有时需要 6~8 周或更长时间）。在糖皮质激素无效的情况下可以考虑使用其他免疫抑制剂，包括 TNF-α 抑制剂（如英夫利西单抗）、麦考酚酯、他克莫司及生物性免疫制剂如抗胸腺细胞球蛋白（ATG）等。

如仅表现为皮肤或内分泌症状，可继续 ICIs 治疗。

表9-2

	分级	住院级别	糖皮质激素	其他免疫抑制剂	ICIs治疗
轻度毒性	G1	无需住院	不推荐	不推荐	继续使用
中度毒性	G2	无需住院	局部使用糖皮质激素，或全身使用糖皮质激素，口服泼尼松，0.5~1mg/（kg·d）	不推荐	暂停使用
重度毒性	G3	住院治疗	全身糖皮质激素治疗，口服泼尼松或静脉使用 1~2mg/（kg·d）甲泼尼龙，后逐步减量	对糖皮质激素治疗 2~5天后症状未能缓解的患者，可考虑在专科医师指导下使用	停用，基于患者的风险/获益比讨论是否恢复ICIs治疗
危及生命的毒性	G4	住院治疗，考虑收入重症加强护理病房（ICU）治疗	全身糖皮质激素治疗，静脉使用甲泼尼 1~2mg/（kg·d），连续 3 天，若症状缓解逐渐减量至 1mg/（kg·d）维持，后逐步减量，4~6周停药	对糖皮质激素治疗 2~5天后症状未能缓解的患者，可考虑在专科医师指导下使用	永久停用

[1]Sung H，Ferlay J，Siegel R L，et al. Global Cancer Statistics 2020：GLOBOCAN Estimates of Incidence and Mortality World-wide for 36 Cancers in 185 Countries[J]. CA Cancer J Clin，2021，71（3）：209-249.

[2]Arnold M，Singh D，Laversanne M，et al. Global Burden of Cu-taneous Melanoma in 2020 and Projections to 2040[J]. JAMA Der-matol，2022，158（5）：495-503.

[3]Zheng R S，Chen R，Han B F，et al.[Cancer incidence and mor-tality in China，2022][J]. Zhonghua Zhong Liu Za Zhi，2024，46（3）：221-231.

[4]Bai R，Huang H，Li M，et al. Temporal Trends in the Inci-dence and Mortality of Skin Malignant Melanoma in China from 1990 to 2019[J]. J Oncol，2021，2021：9989824.

[5]Wu T，Wang X，Zhao S，et al. Socioeconomic Determinants of Melanoma-Related Health Literacy and Attitudes Among College Students in China：A Population-Based Cross-Sectional Study [J]. Front Public Health，2021，9：743368.

[6]Ke X，Wu T，Gao G，et al. Delay in Seeking Medical Attention and Diagnosis in Chinese Melanoma Patients：A Cross-Sectional Study[J]. Int J Environ Res Public Health，2022，19（22）.

[7]Wu Q，Pan J，Lin W，et al. Clinicopathologic features，de-layed diagnosis，and survival in amelanotic acral melanoma：A comparative study with pigmented melanoma[J]. J Am Acad Der-matol，2024，90（2）：369-372.

[8]王燕，肖生祥，张燕飞. 中国皮肤黑色素瘤疾病负担研究[J]. 中国循证医学杂志，2022，22（05）：524-529.

[9]刘琼洋. 229例恶性黑色素瘤回顾性分析[D]. 吉林大学，2021.

[10]Chi Z，Li S，Sheng X，et al. Clinical presentation，histology，

and prognoses of malignant melanoma in ethnic Chinese: a study of 522 consecutive cases[J]. BMC Cancer, 2011, 11: 85.

[11]Kong Y, Si L, Zhu Y, et al. Large-scale analysis of KIT aberrations in Chinese patients with melanoma[J]. Clin Cancer Res, 2011, 17 (7): 1684-1691.

[12]Si L, Kong Y, Xu X, et al. Prevalence of BRAF V600E mutation in Chinese melanoma patients: large scale analysis of BRAF and NRAS mutations in a 432-case cohort[J]. Eur J Cancer, 2012, 48 (1): 94-100.

[13]朱琰琰, 斯璐, 迟志宏, 等. 中国黑色素瘤患者BRAF基因突变分析[J]. 临床肿瘤学杂志, 2009, 14 (07): 585-588.

[14]Long G V, Swetter S M, Menzies A M, et al. Cutaneous melanoma[J]. Lancet, 2023, 402 (10400): 485-502.

[15]Eggermont A M, Spatz A, Robert C. Cutaneous melanoma[J]. Lancet, 2014, 383 (9919): 816-827.

[16]Suppa M, Gandini S, Njimi H, et al. Association of sunbed use with skin cancer risk factors in Europe: an investigation within the Euromelanoma skin cancer prevention campaign[J]. J Eur Acad Dermatol Venereol, 2019, 33 Suppl 2: 76-88.

[17]Raimondi S, Suppa M, Gandini S. Melanoma Epidemiology and Sun Exposure[J]. Acta Derm Venereol, 2020, 100 (11): adv00136.

[18]Ichihashi M, Ueda M, Budiyanto A, et al. UV-induced skin damage[J]. Toxicology, 2003, 189 (1-2): 21-39.

[19]Nelemans P J, Rampen F H, Ruiter D J, et al. An addition to the controversy on sunlight exposure and melanoma risk: a meta-analytical approach[J]. J Clin Epidemiol, 1995, 48 (11): 1331-1342.

[20]Elwood J M, Jopson J. Melanoma and sun exposure: an overview of published studies[J]. Int J Cancer, 1997, 73 (2):

198-203.

[21]Armstrong B K. Epidemiology of malignant melanoma: intermittent or total accumulated exposure to the sun?[J]. J Dermatol Surg Oncol, 1988, 14 (8): 835-849.

[22]Gandini S, Sera F, Cattaruzza M S, et al. Meta-analysis of risk factors for cutaneous melanoma: Ⅱ. Sun exposure[J]. Eur J Cancer, 2005, 41 (1): 45-60.

[23]Hausauer A K, Swetter S M, Cockburn M G, et al. Increases in melanoma among adolescent girls and young women in California: trends by socioeconomic status and UV radiation exposure[J]. Arch Dermatol, 2011, 147 (7): 783-789.

[24]Cust A E, Armstrong B K, Goumas C, et al. Sunbed use during adolescence and early adulthood is associated with increased risk of early-onset melanoma[J]. Int J Cancer, 2011, 128 (10): 2425-2435.

[25]The association of use of sunbeds with cutaneous malignant melanoma and other skin cancers: A systematic review[J]. Int J Cancer, 2007, 120 (5): 1116-1122.

[26]Lazovich D, Vogel R I, Berwick M, et al. Indoor tanning and risk of melanoma: a case-control study in a highly exposed population[J]. Cancer Epidemiol Biomarkers Prev, 2010, 19 (6): 1557-1568.

[27]Rees J L. Genetics of hair and skin color[J]. Annu Rev Genet, 2003, 37: 67-90.

[28]Zhang N, Wang L, Zhu G N, et al. The association between trauma and melanoma in the Chinese population: a retrospective study[J]. J Eur Acad Dermatol Venereol, 2014, 28 (5): 597-603.

[29]Lesage C, Journet-Tollhupp J, Bernard P, et al.[Post-traumatic acral melanoma: an underestimated reality?][J]. Ann Dermatol Venereol, 2012, 139 (11): 727-731.

[30]Juten P G, Hinnen J W. A 71-year-old woman with a pigmented nail bed, which persisted after trauma[J]. Acta Chir Belg, 2010, 110 (4): 475-478.

[31]Ghariani N, Boussofara L, Kenani N, et al. Post traumatic amelanotic subungual melanoma[J]. Dermatol Online J, 2008, 14 (1): 13.

[32]Ohnishi S, Ma N, Thanan R, et al. DNA damage in inflammation-related carcinogenesis and cancer stem cells[J]. Oxid Med Cell Longev, 2013, 2013: 387014.

[33]Williams M L, Sagebiel R W. Melanoma risk factors and atypical moles[J]. West J Med, 1994, 160 (4): 343-350.

[34]Damsky W E, Bosenberg M. Melanocytic nevi and melanoma: unraveling a complex relationship[J]. Oncogene, 2017, 36 (42): 5771-5792.

[35]Schadendorf D, van Akkooi A, Berking C, et al. Melanoma[J]. Lancet, 2018, 392 (10151): 971-984.

[36]Olsen C M, Zens M S, Stukel T A, et al. Nevus density and melanoma risk in women: a pooled analysis to test the divergent pathway hypothesis[J]. Int J Cancer, 2009, 124 (4): 937-944.

[37]Dzwierzynski W W. Melanoma Risk Factors and Prevention[J]. Clin Plast Surg, 2021, 48 (4): 543-550.

[38]Soura E, Eliades P J, Shannon K, et al. Hereditary melanoma: Update on syndromes and management: Genetics of familial atypical multiple mole melanoma syndrome[J]. J Am Acad Dermatol, 2016, 74 (3): 395-407, 408-410.

[39]Chaudru V, Chompret A, Bressac-de P B, et al. Influence of genes, nevi, and sun sensitivity on melanoma risk in a family sample unselected by family history and in melanoma-prone families[J]. J Natl Cancer Inst, 2004, 96 (10): 785-795.

[40]Strashilov S, Yordanov A. Aetiology and Pathogenesis of Cuta-

neous Melanoma：Current Concepts and Advances[J]. Int J Mol Sci，2021，22（12）.

[41]Chang Y M，Newton-Bishop J A，Bishop D T，et al. A pooled analysis of melanocytic nevus phenotype and the risk of cutaneous melanoma at different latitudes[J]. Int J Cancer，2009，124（2）：420-428.

[42]吴清容，高鑫，鲁丽霞，等.机械应力与黑素瘤：129例足底黑素瘤的回顾性分析[J]. 中华皮肤科杂志，2022，55（10）：850-853.

[43]Seo J，Kim H，Min K I，et al. Weight-bearing activity impairs nuclear membrane and genome integrity via YAP activation in plantar melanoma[J]. Nat Commun，2022，13（1）：2214.

[44]Berwick M，Erdei E，Hay J. Melanoma epidemiology and public health[J]. Dermatol Clin，2009，27（2）：205-214.

[45]Volkovova K，Bilanicova D，Bartonova A，et al. Associations between environmental factors and incidence of cutaneous melanoma. Review[J]. Environ Health，2012，11 Suppl 1（Suppl 1）：S12.

[46]Hansson J. Familial cutaneous melanoma[J]. Adv Exp Med Biol，2010，685：134-145.

[47]Farshidfar F，Rhrissorrakrai K，Levovitz C，et al. Integrative molecular and clinical profiling of acral melanoma links focal amplification of 22q11.21 to metastasis[J]. Nat Commun，2022，13（1）：898.

[48]Lo J A，Fisher D E. The melanoma revolution：from UV carcinogenesis to a new era in therapeutics[J]. Science，2014，346（6212）：945-949.

[49]高天文，王雷，廖文俊.实用皮肤组织病理学[M].北京：人民卫生出版社，2018.

[50]Hornung A，Steeb T，Wessely A，et al. The Value of Total Body Photography for the Early Detection of Melanoma：A Sys-

tematic Review[J]. Int J Environ Res Public Health, 2021, 18
(4).

[51]Salerni G, Carrera C, Lovatto L, et al. Benefits of total body
photography and digital dermatoscopy ("two-step method of
digital follow-up") in the early diagnosis of melanoma in pa-
tients at high risk for melanoma[J]. J Am Acad Dermatol,
2012, 67 (1): e17-e27.

[52]Abbasi N R, Shaw H M, Rigel D S, et al. Early diagnosis of
cutaneous melanoma: revisiting the ABCD criteria[J]. JAMA,
2004, 292 (22): 2771-2776.

[53]Gachon J, Beaulieu P, Sei J F, et al. First prospective study
of the recognition process of melanoma in dermatological prac-
tice[J]. Arch Dermatol, 2005, 141 (4): 434-438.

[54]Kittler H, Pehamberger H, Wolff K, et al. Follow-up of mela-
nocytic skin lesions with digital epiluminescence microscopy:
patterns of modifications observed in early melanoma, atypical
nevi, and common nevi[J]. J Am Acad Dermatol, 2000, 43
(3): 467-476.

[55]Westerhoff K, McCarthy W H, Menzies S W. Increase in the
sensitivity for melanoma diagnosis by primary care physicians
using skin surface microscopy[J]. Br J Dermatol, 2000, 143
(5): 1016-1020.

[56]Harkemanne E, Baeck M, Tromme I. Training general practi-
tioners in melanoma diagnosis: a scoping review of the litera-
ture[J]. BMJ Open, 2021, 11 (3): e043926.

[57]Vestergaard M E, Macaskill P, Holt P E, et al. Dermoscopy
compared with naked eye examination for the diagnosis of pri-
mary melanoma: a meta-analysis of studies performed in a
clinical setting[J]. Br J Dermatol, 2008, 159 (3): 669-676.

[58]Carli P, de Giorgi V, Chiarugi A, et al. Addition of dermosco-
py to conventional naked-eye examination in melanoma screen-

ing：a randomized study[J]. J Am Acad Dermatol，2004，50（5）：683-689.

[59]中国医疗保健国际交流促进会华夏皮肤影像人工智能协作组，中国医疗保健国际交流促进会皮肤科分会皮肤影像学组，中国中西医结合学会皮肤性病专业委员会皮肤影像学组，等.中国皮肤恶性黑素瘤皮肤镜特征专家共识[J].中华皮肤科杂志，2020，53（6）：401-408.

[60]Navarrete-Dechent C，Jaimes N，Dusza S W，et al. Perifollicular linear projections：A dermatoscopic criterion for the diagnosis of lentigo maligna on the face[J]. J Am Acad Dermatol，2024，90（1）：52-57.

[61]闫东、郭艳阳、张宇伟、等.266例黑甲性皮损的皮肤镜特点分析[J].中华皮肤科杂志，2021，54（11）：993-997.

[62]李薇薇、涂平、杨淑霞、等.178例掌跖部位黑素细胞性皮损的皮肤镜特点[J].中华皮肤科杂志，2012，45（8）：588-591.

[63]Ko D，Oromendia C，Scher R，et al. Retrospective single-center study evaluating clinical and dermoscopic features of longitudinal melanonychia，ABCDEF criteria，and risk of malignancy[J]. J Am Acad Dermatol，2019，80（5）：1272-1283.

[64]Zou Y，Zhu X，Xia R. Concordance between reflectance confocal microscopy and histopathology for the diagnosis of acral lentiginous melanoma[J]. Skin Res Technol，2024，30（1）：e13570.

[65]Perino F，Suarez R，Perez-Anker J，et al. Concordance of in vivo reflectance confocal microscopy and horizontal-sectioning histology in skin tumours[J]. J Eur Acad Dermatol Venereol，2024，38（1）：124-135.

[66]Stevenson A D，Mickan S，Mallett S，et al. Systematic review of diagnostic accuracy of reflectance confocal microscopy for melanoma diagnosis in patients with clinically equivocal skin le-

sions[J]. Dermatol Pract Concept, 2013, 3（4）: 19-27.

[67]Xiong Y D, Ma S, Li X, et al. A meta-analysis of reflectance confocal microscopy for the diagnosis of malignant skin tumours [J]. J Eur Acad Dermatol Venereol, 2016, 30（8）: 1295-1302.

[68]Pezzini C, Kaleci S, Chester J, et al. Reflectance confocal microscopy diagnostic accuracy for malignant melanoma in different clinical settings: systematic review and meta-analysis[J]. J Eur Acad Dermatol Venereol, 2020, 34（10）: 2268-2279.

[69]Langley R G, Walsh N, Sutherland A E, et al. The diagnostic accuracy of in vivo confocal scanning laser microscopy compared to dermoscopy of benign and malignant melanocytic lesions: a prospective study[J]. Dermatology, 2007, 215（4）: 365-372.

[70]Nie T, Jiang X, Zheng B, et al. Effect of reflectance confocal microscopy compared to dermoscopy in the diagnostic accuracy of lentigo maligna: A meta-analysis[J]. Int J Clin Pract, 2021, 75（8）: e14346.

[71]Lan J, Wen J, Cao S, et al. The diagnostic accuracy of dermoscopy and reflectance confocal microscopy for amelanotic/hypomelanotic melanoma: a systematic review and meta-analysis [J]. Br J Dermatol, 2020, 183（2）: 210-219.

[72]Alarcon I, Carrera C, Palou J, et al. Impact of in vivo reflectance confocal microscopy on the number needed to treat melanoma in doubtful lesions[J]. Br J Dermatol, 2014, 170（4）: 802-808.

[73]Pellacani G, Pepe P, Casari A, et al. Reflectance confocal microscopy as a second-level examination in skin oncology improves diagnostic accuracy and saves unnecessary excisions: a longitudinal prospective study[J]. Br J Dermatol, 2014, 171（5）: 1044-1051.

[74]Dinnes J, Deeks J J, Saleh D, et al. Reflectance confocal microscopy for diagnosing cutaneous melanoma in adults[J]. Cochrane Database Syst Rev, 2018, 12 (12): CD013190.

[75]Pellacani G, Cesinaro A M, Seidenari S. Reflectance-mode confocal microscopy of pigmented skin lesions——improvement in melanoma diagnostic specificity[J]. J Am Acad Dermatol, 2005, 53 (6): 979-985.

[76]Christopher Griffiths, Jonathan Barker, Tanya Bleiker, 等. 鲁克皮肤病学[M]. 李强, 刘玮, 王刚, 译. 郑州: 河南科学技术出版社, 2022.

[77]高天文, 石琼. 恶性黑素瘤高天文2019观点[M]. 北京: 科学技术文献出版社, 2019.

[78]赵辨. 中国临床皮肤病学[M]. 2版. 江苏: 科学技术出版社, 2017.

[79]Eduardo Calonje, Thomas Brenn, Alexander Lazar, 等. 麦基皮肤病理学[M]. 孙建方, 高天文, 涂平, 译. 北京: 北京大学医学出版社, 2017.

[80]孙东杰, 高天文, 李春英, 等. 西安、重庆两所医院20年皮肤恶性黑素瘤回顾[J]. 中华皮肤科杂志, 2004, 37 (2): 97-99.

[81]高天文, 孙东杰, 李春英, 等. 中国西部两医院1905例皮肤恶性肿瘤回顾分析[J]. 北京大学学报 (医学版), 2004, 36 (5): 469-472.

[82]郭伟, 任国欣, 孙沫逸, 等. 中国人口腔黏膜黑色素瘤临床诊治专家共识[J]. 中国口腔颌面外科杂志, 2021, 19 (06): 481-488.

[83]Dinnes J, Ferrante D R L, Takwoingi Y, et al. Ultrasound, CT, MRI, or PET-CT for staging and re-staging of adults with cutaneous melanoma[J]. Cochrane Database Syst Rev, 2019, 7 (7): CD012806.

[84]Ayati N, Sadeghi R, Kiamanesh Z, et al. The value of (18)

F-FDG PET/CT for predicting or monitoring immunotherapy response in patients with metastatic melanoma： a systematic review and meta-analysis[J]. Eur J Nucl Med Mol Imaging，2021，48（2）：428-448.

[85]Jean L Bolognia，Joseph L Jorizzo，Ronald P Rapini. 皮肤病学[M]. 朱学骏，王宝玺，孙建方，译. 2版. 北京：北京大学医学出版社，2019.

[86]Han D，van Akkooi A，Straker R R，et al. Current management of melanoma patients with nodal metastases[J]. Clin Exp Metastasis，2022，39（1）：181-199.

[87]National Comprehensive Cancer Network. NCCN Clinical Practice Guidelines in Oncology（NCCN Guidelines®）：Cutaneous Melanoma Version 1[J]. 2024.

[88]张晓，付萌，王雷，等. 临床误诊的皮肤黑素瘤118例分析[J]. 中华皮肤科杂志，2021，54（9）：771-776.

[89]王媛丽，刘玲，孙中斌，等. 临床误诊为黑素瘤的其他疾病141例分析[J]. 中华皮肤科杂志，2023，56（3）：244-246.

[90]刘芳，李璨宇，方卉，等. 婴幼儿先天性色素痣126例临床及病理特征分析[J]. 中华皮肤科杂志，2021，54（1）：42-49.

[91]Krengel S，Scope A，Dusza S W，et al. New recommendations for the categorization of cutaneous features of congenital melanocytic nevi[J]. J Am Acad Dermatol，2013，68（3）：441-451.

[92]陈凤鸣，王雷，高天文，等. 先天性色素痣恶变98例临床及病理分析[J]. 中华皮肤科杂志，2023，56（11）：1028-1034.

[93]王雷，廖文俊，王刚，等. 15例甲下色素痣临床及组织病理学分析[J]. 临床皮肤科杂志，2010，39（3）：151-153.

[94]Tran K T，Wright N A，Cockerell C J. Biopsy of the pigmented lesion--when and how[J]. J Am Acad Dermatol，2008，59（5）：852-871.

[95]William D James，Timothy G Berger，Dirk M Elston. 安德鲁斯临床皮肤病学[M]. 雷铁池，译. 11版. 北京：科学出版社，2015.

[96]Gershenwald J E，Scolyer R A，Hess K R，et al. Melanoma staging：Evidence-based changes in the American Joint Committee on Cancer eighth edition cancer staging manual[J]. CA Cancer J Clin，2017，67（6）：472-492.

[97]Balch C M，Gershenwald J E，Soong S J，et al. Multivariate analysis of prognostic factors among 2，313 patients with stage Ⅲ melanoma：comparison of nodal micrometastases versus macrometastases[J]. J Clin Oncol，2010，28（14）：2452-2459.

[98]Cuccurullo V，Mansi L. AJCC Cancer Staging Handbook：from the AJCC Cancer Staging Manual（7th edition）[J]. European Journal of Nuclear Medicine and Molecular Imaging，2011，38（2）：408.

[99]Thompson J F，Soong S J，Balch C M，et al. Prognostic significance of mitotic rate in localized primary cutaneous melanoma：an analysis of patients in the multi-institutional American Joint Committee on Cancer melanoma staging database[J]. J Clin Oncol，2011，29（16）：2199-2205.

[100]MB Amin，SB Edge，FL Greene，et al，eds. AJCC Cancer Staging Manual. 8th ed[M]. New York：Springer，2017.

[101]Piris A，Mihm M J，Duncan L M. AJCC melanoma staging update：impact on dermatopathology practice and patient management[J]. J Cutan Pathol，2011，38（5）：394-400.

[102]Rao U N，Ibrahim J，Flaherty L E，et al. Implications of microscopic satellites of the primary and extracapsular lymph node spread in patients with high-risk melanoma：pathologic corollary of Eastern Cooperative Oncology Group Trial E1690[J]. J Clin Oncol，2002，20（8）：2053-2057.

[103]刘欣，张晓伟，罗志国.BRAF突变型黑色素瘤治疗进展[J].中国肿瘤临床，2022，49（10）：487-491.

[104]Mao L，Ding Y，Bai X，et al. Overall Survival of Patients With Unresectable or Metastatic BRAF V600-Mutant Acral/Cutaneous Melanoma Administered Dabrafenib Plus Trametinib：Long-Term Follow-Up of a Multicenter，Single-Arm Phase Ⅱa Trial[J]. Front Oncol，2021，11：720044.

[105]Si L，Zhang X，Shin S J，et al. Open-label，phase Ⅱa study of dabrafenib plus trametinib in East Asian patients with advanced BRAF V600-mutant cutaneous melanoma[J]. Eur J Cancer，2020，135：31-38.

[106]Zhong J，Sun W，Hu T，et al. Comparative analysis of adjuvant therapy for stage Ⅲ BRAF-mut melanoma：A real-world retrospective study from single center in China[J]. Cancer Med，2023，12（10）：11475-11482.

[107]Bai X，Shaheen A，Grieco C，et al. Dabrafenib plus trametinib versus anti-PD-1 monotherapy as adjuvant therapy in BRAF V600-mutant stage Ⅲ melanoma after definitive surgery：a multicenter，retrospective cohort study[J]. EClinicalMedicine，2023，65：102290.

[108]李婷，徐宇，贾东东，等.Ⅲ期恶性黑色素瘤患者术后辅助抗PD-1 vs靶向治疗：中国多中心真实世界数据分析[J].中国癌症杂志，2022，32（12）：1147-1157.

[109]Guo J，Carvajal R D，Dummer R，et al. Efficacy and safety of nilotinib in patients with KIT-mutated metastatic or inoperable melanoma：final results from the global，single-arm，phase Ⅱ TEAM trial[J]. Ann Oncol，2017，28（6）：1380-1387.

[110]Faries M. Faculty Opinions recommendation of Phase Ⅱ，open-label，single-arm trial of imatinib mesylate in patients with metastatic melanoma harboring c-Kit mutation or amplifi-

cation.[Z/OL][J]. H1 Connect，2011（2011-07）．

[111]Si L，Guo J. C-kit-mutated melanomas：the Chinese experience[J]. Curr Opin Oncol，2013，25（2）：160-165.

[112]Wei X，Mao L，Chi Z，et al. Efficacy Evaluation of Imatinib for the Treatment of Melanoma：Evidence From a Retrospective Study[J]. Oncol Res，2019，27（4）：495-501.

[113]Guo J，Si L，Kong Y，et al. Phase Ⅱ，open-label，single-arm trial of imatinib mesylate in patients with metastatic melanoma harboring c-Kit mutation or amplification[J]. J Clin Oncol，2011，29（21）：2904-2909.

[114]Ren M，Zhang J，Kong Y，et al. BRAF，C-KIT，and NRAS mutations correlated with different clinicopathological features：an analysis of 691 melanoma patients from a single center[J]. Ann Transl Med，2022，10（2）：31.

[115]Wei X，Zou Z，Zhang W，et al. A phase Ⅱ study of efficacy and safety of the MEK inhibitor tunlametinib in patients with advanced NRAS-mutant melanoma[J]. Eur J Cancer，2024，202：114008.

[116]Yan J，Wu X，Yu J，et al. Analysis of NRAS gain in 657 patients with melanoma and evaluation of its sensitivity to a MEK inhibitor[J]. Eur J Cancer，2018，89：90-101.

[117]Zhou L，Wang X，Chi Z，et al. Association of NRAS Mutation With Clinical Outcomes of Anti-PD-1 Monotherapy in Advanced Melanoma：A Pooled Analysis of Four Asian Clinical Trials[J]. Front Immunol，2021，12：691032.

[118]赵艳红. 361例黑素瘤回顾性临床分析[D]. 第四军医大学，2017.

[119]中国中西医结合学会皮肤性病专业委员会皮肤肿瘤学组，中国抗癌协会黑色素瘤专业委员会. 人干扰素α1b治疗黑色素瘤专家共识（2024版）[J]. 中华皮肤科杂志，2024，57（1）：1-7.

[120]Luke J J, Rutkowski P, Queirolo P, et al. Pembrolizumab versus placebo as adjuvant therapy in completely resected stage ⅡB or ⅡC melanoma (KEYNOTE-716): a randomised, double-blind, phase 3 trial[J]. Lancet, 2022, 399 (10336): 1718-1729.

[121]Long G V, Luke J J, Khattak M A, et al. Pembrolizumab versus placebo as adjuvant therapy in resected stage ⅡB or ⅡC melanoma (KEYNOTE-716): distant metastasis-free survival results of a multicentre, double-blind, randomised, phase 3 trial[J]. Lancet Oncol, 2022, 23 (11): 1378-1388.

[122]Kirkwood J M, Del V M, Weber J, et al. Adjuvant nivolumab in resected stage ⅡB/C melanoma: primary results from the randomized, phase 3 CheckMate 76K trial[J]. Nat Med, 2023, 29 (11): 2835-2843.

[123]Maio M, Lewis K, Demidov L, et al. Adjuvant vemurafenib in resected, BRAF (V600) mutation-positive melanoma (BRIM8): a randomised, double-blind, placebo-controlled, multicentre, phase 3 trial[J]. Lancet Oncol, 2018, 19 (4): 510-520.

[124]Eggermont A, Blank C U, Mandala M, et al. Adjuvant Pembrolizumab versus Placebo in Resected Stage Ⅲ Melanoma[J]. N Engl J Med, 2018, 378 (19): 1789-1801.

[125]Eggermont A, Blank C U, Mandala M, et al. Longer Follow-Up Confirms Recurrence-Free Survival Benefit of Adjuvant Pembrolizumab in High-Risk Stage Ⅲ Melanoma: Updated Results From the EORTC 1325-MG/KEYNOTE-054 Trial[J]. J Clin Oncol, 2020, 38 (33): 3925-3936.

[126]Weber J, Mandala M, Del V M, et al. Adjuvant Nivolumab versus Ipilimumab in Resected Stage Ⅲ or Ⅳ Melanoma[J]. N Engl J Med, 2017, 377 (19): 1824-1835.

[127]Gao M, Li Y, Tang W, et al. Real-world clinical outcome

and safety of adjuvant human Interferon-alpha1b in resected stage ⅢB or ⅢC melanoma: results of a retrospective study [J]. Holistic Integrative Oncology, 2024, 3 (1): 21.

[128]Eggermont A M, Suciu S, Testori A, et al. Long-term results of the randomized phase Ⅲ trial EORTC 18991 of adjuvant therapy with pegylated interferon alfa-2b versus observation in resected stage Ⅲ melanoma[J]. J Clin Oncol, 2012, 30 (31): 3810-3818.

[129]Eggermont A M, Chiarion-Sileni V, Grob J J, et al. Prolonged Survival in Stage Ⅲ Melanoma with Ipilimumab Adjuvant Therapy[J]. N Engl J Med, 2016, 375 (19): 1845-1855.

[130]Ba H, Zhu F, Zhang X, et al. Comparison of efficacy and tolerability of adjuvant therapy for resected high-risk stage Ⅲ-Ⅳ cutaneous melanoma: a systemic review and Bayesian network meta-analysis[J]. Ther Adv Med Oncol, 2023, 15: 7406346.

[131]Schadendorf D, Hauschild A, Santinami M, et al. Patient-reported outcomes in patients with resected, high-risk melanoma with BRAF (V600E) or BRAF (V600K) mutations treated with adjuvant dabrafenib plus trametinib (COMBI-AD): a randomised, placebo-controlled, phase 3 trial[J]. Lancet Oncol, 2019, 20 (5): 701-710.

[132]Baetz T D, Fletcher G G, Knight G, et al. Systemic adjuvant therapy for adult patients at high risk for recurrent melanoma: A systematic review[J]. Cancer Treat Rev, 2020, 87: 102032.

[133]Sheng F, Yan Y, Zeng B. Efficacy and safety of immune checkpoint inhibitors and targeted therapies in resected melanoma: a systematic review and network meta-analysis[J]. Front Pharmacol, 2023, 14: 1284240.

[134]Toor K, Middleton M R, Chan K, et al. Comparative efficacy

and safety of adjuvant nivolumab versus other treatments in adults with resected melanoma: a systematic literature review and network meta-analysis[J]. BMC Cancer, 2021, 21 (1): 3.

[135]Carpenter E L, Van Decar S, Adams A M, et al. Prospective, randomized, double-blind phase 2B trial of the TLPO and TLPLDC vaccines to prevent recurrence of resected stage Ⅲ/Ⅳ melanoma: a prespecified 36-month analysis[J]. J Immunother Cancer, 2023, 11 (8) .

[136]Robert C, Long G V, Brady B, et al. Five-Year Outcomes With Nivolumab in Patients With Wild-Type BRAF Advanced Melanoma[J]. J Clin Oncol, 2020, 38 (33): 3937-3946.

[137]Robert C, Long G V, Brady B, et al. Nivolumab in previously untreated melanoma without BRAF mutation[J]. N Engl J Med, 2015, 372 (4): 320-330.

[138]Larkin J, Chiarion-Sileni V, Gonzalez R, et al. Combined Nivolumab and Ipilimumab or Monotherapy in Untreated Melanoma[J]. N Engl J Med, 2015, 373 (1): 23-34.

[139]Lebbe C, Meyer N, Mortier L, et al. Evaluation of Two Dosing Regimens for Nivolumab in Combination With Ipilimumab in Patients With Advanced Melanoma: Results From the Phase Ⅲ b/Ⅳ CheckMate 511 Trial[J]. J Clin Oncol, 2019, 37 (11): 867-875.

[140]Tawbi H A, Schadendorf D, Lipson E J, et al. Relatlimab and Nivolumab versus Nivolumab in Untreated Advanced Melanoma[J]. N Engl J Med, 2022, 386 (1): 24-34.

[141]Zhu G, Shi Q, Zhao B, et al. Efficacy and safety of interferon-alpha 1b combined with PD-1 monoclonal antibody in patients with unresectable stage Ⅳ melanoma: a retrospective study[J]. J Cancer Res Clin Oncol, 2023, 149 (9): 6263-6269.

[142]Cui C, Mao L, Chi Z, et al. A phase II, randomized, double-blind, placebo-controlled multicenter trial of Endostar in patients with metastatic melanoma[J]. Mol Ther, 2013, 21 (7): 1456-1463.

[143]Middleton M R, Grob J J, Aaronson N, et al. Randomized phase III study of temozolomide versus dacarbazine in the treatment of patients with advanced metastatic malignant melanoma [J]. J Clin Oncol, 2000, 18 (1): 158-166.

[144]Hersh E M, Del V M, Brown M P, et al. A randomized, controlled phase III trial of nab-Paclitaxel versus dacarbazine in chemotherapy-naive patients with metastatic melanoma[J]. Ann Oncol, 2015, 26 (11): 2267-2274.

[145]Si L, Zhang X, Shu Y, et al. A Phase Ib Study of Pembrolizumab as Second-Line Therapy for Chinese Patients With Advanced or Metastatic Melanoma (KEYNOTE-151) [J]. Transl Oncol, 2019, 12 (6): 828-835.

[146]Si L, Zhang X, Shu Y, et al. Pembrolizumab in Chinese patients with advanced melanoma: 3-year follow-up of the KEYNOTE-151 study[J]. Front Immunol, 2022, 13: 882471.

[147]Tang B, Chi Z, Chen Y, et al. Safety, Efficacy, and Biomarker Analysis of Toripalimab in Previously Treated Advanced Melanoma: Results of the POLARIS-01 Multicenter Phase II Trial[J]. Clin Cancer Res, 2020, 26 (16): 4250-4259.

[148]Cui C, Chen Y, Luo Z, et al. Safety and efficacy of Pucotenlimab (HX008) - a humanized immunoglobulin G4 monoclonal antibody in patients with locally advanced or metastatic melanoma: a single-arm, multicenter, phase II study[J]. BMC Cancer, 2023, 23 (1): 121.

[149]Curti B D, Richards J, Hyngstrom J R, et al. Intratumoral oncolytic virus V937 plus ipilimumab in patients with ad-

vanced melanoma: the phase 1b MITCI study[J]. J Immunother Cancer, 2022, 10 (12).

[150]Avril M F, Aamdal S, Grob J J, et al. Fotemustine compared with dacarbazine in patients with disseminated malignant melanoma: a phase Ⅲ study[J]. J Clin Oncol, 2004, 22 (6): 1118-1125.

[151]Rao R D, Holtan S G, Ingle J N, et al. Combination of paclitaxel and carboplatin as second-line therapy for patients with metastatic melanoma[J]. Cancer, 2006, 106 (2): 375-382.

[152]Arance A M, de la Cruz-Merino L, Petrella T M, et al. Lenvatinib (len) plus pembrolizumab (pembro) for patients (pts) with advanced melanoma and confirmed progression on a PD-1 or PD-L1 inhibitor: Updated findings of LEAP-004. [J]. Journal of Clinical Oncology, 39 (15_suppl): 9504.

[153]Weber J S, D'Angelo S P, Minor D, et al. Nivolumab versus chemotherapy in patients with advanced melanoma who progressed after anti-CTLA-4 treatment (CheckMate 037): a randomised, controlled, open-label, phase 3 trial[J]. Lancet Oncol, 2015, 16 (4): 375-384.

[154]Ribas A, Hamid O, Daud A, et al. Association of Pembrolizumab With Tumor Response and Survival Among Patients With Advanced Melanoma[J]. JAMA, 2016, 315 (15): 1600-1609.

[155]Long G V, Stroyakovskiy D, Gogas H, et al. Dabrafenib and trametinib versus dabrafenib and placebo for Val600 BRAF-mutant melanoma: a multicentre, double-blind, phase 3 randomised controlled trial[J]. Lancet, 2015, 386 (9992): 444-451.

[156]Si L, Zhang X, Xu Z, et al. Vemurafenib in Chinese patients with BRAF (V600) mutation-positive unresectable or metastatic melanoma: an open-label, multicenter phase I study

[J]. BMC Cancer, 2018, 18 (1): 520.

[157]Gutzmer R, Stroyakovskiy D, Gogas H, et al. Atezolizumab, vemurafenib, and cobimetinib as first-line treatment for unresectable advanced BRAF (V600) mutation-positive melanoma (IMspire150): primary analysis of the randomised, double-blind, placebo-controlled, phase 3 trial[J]. Lancet, 2020, 395 (10240): 1835-1844.

[158]Si L, Zou Z, Zhang W, et al. Efficacy and safety of tunlametinib in patients with advanced NRAS-mutant melanoma: A multicenter, open-label, single-arm, phase 2 study.[J]. Journal of Clinical Oncology, 2023, 41 (16_suppl): 9510.

[159]Wang X, Luo Z, Chen J, et al. First-in-human phase I dose-escalation and dose-expansion trial of the selective MEK inhibitor HL-085 in patients with advanced melanoma harboring NRAS mutations[J]. BMC Med, 2023, 21 (1): 2.

[160]Dummer R, Schadendorf D, Ascierto P A, et al. Binimetinib versus dacarbazine in patients with advanced NRAS-mutant melanoma (NEMO): a multicentre, open-label, randomised, phase 3 trial[J]. Lancet Oncol, 2017, 18 (4): 435-445.

[161]Selek U, Chang E L, Hassenbusch S R, et al. Stereotactic radiosurgical treatment in 103 patients for 153 cerebral melanoma metastases[J]. Int J Radiat Oncol Biol Phys, 2004, 59 (4): 1097-1106.

[162]Frakes J M, Figura N B, Ahmed K A, et al. Potential role for LINAC-based stereotactic radiosurgery for the treatment of 5 or more radioresistant melanoma brain metastases[J]. J Neurosurg, 2015, 123 (5): 1261-1267.

[163]Rajakesari S, Arvold N D, Jimenez R B, et al. Local control after fractionated stereotactic radiation therapy for brain metastases[J]. J Neurooncol, 2014, 120 (2): 339-346.

[164]Minniti G, D'Angelillo R M, Scaringi C, et al. Fractionated stereotactic radiosurgery for patients with brain metastases[J]. J Neurooncol, 2014, 117（2）: 295-301.

[165]Fogarty G, Morton R L, Vardy J, et al. Whole brain radio-therapy after local treatment of brain metastases in melanoma patients--a randomised phase Ⅲ trial[J]. BMC Cancer, 2011, 11: 142.

[166]Agarwala S S, Kirkwood J M, Gore M, et al. Temozolomide for the treatment of brain metastases associated with metastatic melanoma: a phase Ⅱ study[J]. J Clin Oncol, 2004, 22（11）: 2101-2107.

[167]Glitza O I, Ferguson S D, Bassett R J, et al. Concurrent in-trathecal and intravenous nivolumab in leptomeningeal dis-ease: phase 1 trial interim results[J]. Nat Med, 2023, 29（4）: 898-905.

[168]Cui C, Lian B, Yang Y, et al. Analysis of overall survival（OS）and progression-free survival（PFS）in the phase 1b clinical trial of anti-PD-1 ab（toripalimab）plus intrahepatic injection of orienX010 in stage Ⅳ melanoma with liver metasta-ses.[J]. Journal of Clinical Oncology, 2023, 41（16_suppl）: 9564.

[169]Yang L, Sun W, Xu Y, et al. Fine Needle Aspiration Cytolo-gy（FNAC）for Chinese Patients With Acral and Cutaneous Melanoma: Accuracy and Safety Analysis From a Single Insti-tution[J]. Front Oncol, 2020, 10: 1724.

[170]Stigall L E, Brodland D G, Zitelli J A. The use of Mohs micro-graphic surgery（MMS）for melanoma in situ（MIS）of the trunk and proximal extremities[J]. J Am Acad Dermatol, 2016, 75（5）: 1015-1021.

[171]Hanson J, Demer A, Liszewski W, et al. Improved overall survival of melanoma of the head and neck treated with Mohs

micrographic surgery versus wide local excision[J]. J Am Acad Dermatol, 2020, 82 (1): 149-155.

[172]Beal B T, Udkoff J, Aizman L, et al. Outcomes of invasive melanoma of the head and neck treated with Mohs micrographic surgery - A multicenter study[J]. J Am Acad Dermatol, 2023, 89 (3): 544-550.

[173]Cheraghlou S, Christensen S R, Agogo G O, et al. Comparison of Survival After Mohs Micrographic Surgery vs Wide Margin Excision for Early-Stage Invasive Melanoma[J]. JAMA Dermatol, 2019, 155 (11): 1252-1259.

[174]Sun W, Xu Y, Qu X, et al. Surgical resection margin for T3-T4 primary acral melanoma: a multicenter retrospective cohort study[J]. Arch Dermatol Res, 2023, 315 (8): 2305-2312.

[175]Veronesi U, Cascinelli N, Adamus J, et al. Thin stage I primary cutaneous malignant melanoma. Comparison of excision with margins of 1 or 3 cm[J]. N Engl J Med, 1988, 318 (18): 1159-1162.

[176]Balch C M, Urist M M, Karakousis C P, et al. Efficacy of 2-cm surgical margins for intermediate-thickness melanomas (1 to 4mm). Results of a multi-institutional randomized surgical trial[J]. Ann Surg, 1993, 218 (3): 262-267, 267-269.

[177]Thomas J M, Newton-Bishop J, A'Hern R, et al. Excision margins in high-risk malignant melanoma[J]. N Engl J Med, 2004, 350 (8): 757-766.

[178]Hayes A J, Maynard L, Coombes G, et al. Wide versus narrow excision margins for high-risk, primary cutaneous melanomas: long-term follow-up of survival in a randomised trial[J]. Lancet Oncol, 2016, 17 (2): 184-192.

[179]Utjes D, Malmstedt J, Teras J, et al. 2-cm versus 4-cm surgical excision margins for primary cutaneous melanoma thicker than 2mm: long-term follow-up of a multicentre, ran-

domised trial[J]. Lancet, 2019, 394 (10197): 471-477.

[180]Morton D L, Cochran A J, Thompson J F, et al. Sentinel node biopsy for early-stage melanoma: accuracy and morbidity in MSLT-I, an international multicenter trial[J]. Ann Surg, 2005, 242 (3): 302-311, 311-313.

[181]Faries M B, Thompson J F, Cochran A J, et al. Completion Dissection or Observation for Sentinel-Node Metastasis in Melanoma[J]. N Engl J Med, 2017, 376 (23): 2211-2222.

[182]Lin X, Sun W, Ren M, et al. Prediction of nonsentinel lymph node metastasis in acral melanoma with positive sentinel lymph nodes[J]. J Surg Oncol, 2023, 128 (8): 1407-1415.

[183]Hu T, Xu Y, Yan W, et al. Prognostic value of the number of biopsied sentinel lymph nodes for Chinese patients with melanoma: A single -center retrospective study[J]. Cancer Rep (Hoboken), 2023, 7 (2): e1958.

[184]Lafreniere A S, Shine J J, Nicholas C R, et al. The use of indocyanine green and near-infrared fluorescence imaging to assist sentinel lymph node biopsy in cutaneous melanoma: A systematic review[J]. Eur J Surg Oncol, 2021, 47 (5): 935-941.

[185]Sun W, Xu Y, Yang J, et al. The prognostic significance of non-sentinel lymph node metastasis in cutaneous and acral melanoma patients-A multicenter retrospective study[J]. Cancer Commun (Lond), 2020, 40 (11): 586-597.

[186]Postlewait L M, Farley C R, Diller M L, et al. A Minimally Invasive Approach for Inguinal Lymphadenectomy in Melanoma and Genitourinary Malignancy: Long-Term Outcomes in an Attempted Randomized Control Trial[J]. Ann Surg Oncol, 2017, 24 (11): 3237-3244.

[187]Gomez-Ferrer A, Collado A, Ramirez M, et al. A single-center comparison of our initial experiences in treating penile

and urethral cancer with video-endoscopic inguinal lymphadenectomy（VEIL）and later experiences in melanoma cases[J]. Front Surg，2022，9：870857.

[188]Abdel M H，Saad I，Mostafa A，et al. Minimally invasive inguinal lymph node dissection：initial experience and reproducibility in a limited resource setting-with technique video[J]. Surg Endosc，2020，34（10）：4669-4676.

[189]Wang S，Du P，Tang X，et al. Comparison of Efficiency of Video Endoscopy and Open Inguinal Lymph Node Dissection [J]. Anticancer Res，2017，37（8）：4623-4628.

[190]Burke E E，Portschy P R，Tuttle T M，et al. Completion Lymph Node Dissection or Observation for Melanoma Sentinel Lymph Node Metastases：A Decision Analysis[J]. Ann Surg Oncol，2016，23（9）：2772-2778.

[191]Macedo F I，Fayne R A，Azab B，et al. The Role of Completion Lymphadenectomy in Positive Regional Lymph Nodes in Melanoma：A Meta-analysis[J]. J Surg Res，2019，236：83-91.

[192]Klemen N D，Han G，Leong S P，et al. Completion lymphadenectomy for a positive sentinel node biopsy in melanoma patients is not associated with a survival benefit[J]. J Surg Oncol，2019，119（8）：1053-1059.

[193]Leiter U，Stadler R，Mauch C，et al. Final Analysis of DeCOG-SLT Trial：No Survival Benefit for Complete Lymph Node Dissection in Patients With Melanoma With Positive Sentinel Node[J]. J Clin Oncol，2019，37（32）：3000-3008.

[194]Zhong J，Zou Z，Hu T，et al. Survival impact of immediate complete lymph node dissection for Chinese acral and cutaneous melanoma with micrometastasis in sentinel nodes：a retrospective study[J]. Clin Exp Med，2023，23（7）：4003-4010.

[195]Andtbacka R H, Kaufman H L, Collichio F, et al. Talimogene Laherparepvec Improves Durable Response Rate in Patients With Advanced Melanoma[J]. J Clin Oncol, 2015, 33 (25): 2780-2788.

[196]Patel S P, Othus M, Chen Y, et al. Neoadjuvant-Adjuvant or Adjuvant-Only Pembrolizumab in Advanced Melanoma[J]. N Engl J Med, 2023, 388 (9): 813-823.

[197]Reijers I, Menzies A M, van Akkooi A, et al. Personalized response-directed surgery and adjuvant therapy after neoadjuvant ipilimumab and nivolumab in high-risk stage Ⅲ melanoma: the PRADO trial[J]. Nat Med, 2022, 28 (6): 1178-1188.

[198]Blank C U, Lucas M W, Scolyer R A, et al. Neoadjuvant Nivolumab and Ipilimumab in Resectable Stage Ⅲ Melanoma [J]. N Engl J Med, 2024.

[199]Long G V, Saw R, Lo S, et al. Neoadjuvant dabrafenib combined with trametinib for resectable, stage Ⅲ B-C, BRAF (V600) mutation-positive melanoma (NeoCombi): a single-arm, open-label, single-centre, phase 2 trial[J]. Lancet Oncol, 2019, 20 (7): 961-971.

[200]Amaria R N, Prieto P A, Tetzlaff M T, et al. Neoadjuvant plus adjuvant dabrafenib and trametinib versus standard of care in patients with high-risk, surgically resectable melanoma: a single-centre, open-label, randomised, phase 2 trial [J]. Lancet Oncol, 2018, 19 (2): 181-193.

[201]Blankenstein S A, Rohaan M W, Klop W, et al. Neoadjuvant Cytoreductive Treatment With BRAF/MEK Inhibition of Prior Unresectable Regionally Advanced Melanoma to Allow Complete Surgical Resection, REDUCTOR: A Prospective, Single-arm, Open-label Phase Ⅱ Trial[J]. Ann Surg, 2021, 274 (2): 383-389.

[202]Lian B，Li Z，Wu N，et al. Phase Ⅱ clinical trial of neoadju-vant anti−PD−1（toripalimab）combined with axitinib in re-sectable mucosal melanoma[J]. Ann Oncol，2024，35（2）：211−220.

[203]Lian B，Si L，Cui C，et al. Phase Ⅱ randomized trial com-paring high−dose IFN−alpha2b with temozolomide plus cisplat-in as systemic adjuvant therapy for resected mucosal melanoma[J]. Clin Cancer Res，2013，19（16）：4488−4498.

[204]Hu T，Sun W，Xu Y，et al. Combination of pembrolizumab plus temozolomide therapy in unresectable and advanced mela-noma：a multicenter retrospective analysis in China[J]. Ann Transl Med，2021，9（21）：1625.

[205]Tetzlaff M T，Messina J L，Stein J E，et al. Pathological as-sessment of resection specimens after neoadjuvant therapy for metastatic melanoma[J]. Ann Oncol，2018，29（8）：1861−1868.

[206]林锦镛，刘冬，李恩江. 26例结膜黑色素瘤的临床和病理学特点[J]. 中华眼科杂志，2010，46（4）：308−311.

[207]孙宪丽. 眼部肿瘤临床与组织病理诊断[M]. 北京：北京科学技术出版社，2006.

[208]Koc I，Kiratli H. Current Management of Conjunctival Melano-ma Part 1：Clinical Features，Diagnosis and Histopathology[J]. Turk J Ophthalmol，2020，50（5）：293−303.

[209]Zeng Y，Hu C，Shu L，et al. Clinical treatment options for early−stage and advanced conjunctival melanoma[J]. Surv Oph-thalmol，2021，66（3）：461−470.

[210]王金锦，李静，马建民. 结膜黑色素瘤的研究进展[J]. 国际眼科纵览，2021，45（5）：386−392.

[211]Cid−Bertomeu P，Huerva V. Use of interferon alpha 2b to man-age conjunctival primary acquired melanosis and conjunctival melanoma[J]. Surv Ophthalmol，2022，67（5）：1391−1404.

[212]黑色素瘤诊疗指南（2022年版）[J]. 中华人民共和国国家卫生健康委员会官网，2022.

[213]Brownstein S. Malignant melanoma of the conjunctiva[J]. Cancer Control，2004，11（5）：310-316.

[214]Garbe C，Amaral T，Peris K，et al. European consensus-based interdisciplinary guideline for melanoma. Part 2：Treatment – Update 2022[J]. Eur J Cancer，2022，170：256-284.

[215]《中国黑色素瘤规范化病理诊断专家共识（2017年版）》编写组. 中国黑色素瘤规范化病理诊断专家共识（2017年版）[J]. 中华病理学杂志，2018，47（1）：7-13.

[216]MB Amin S E. AJCC Cancer Staging Manual. 8th ed[J]. New York：Springer，2017.

[217]Cui C，Lian B，Zhang X，et al. An Evidence-Based Staging System for Mucosal Melanoma：A Proposal[J]. Ann Surg Oncol，2022，29（8）：5221-5234.

[218]孔燕，梁龙，斯璐，等. 43例中国人眼部恶性黑色素瘤cKit和BRAF基因突变分析[J]. 基础医学与临床，2012，32（02）：154-157.

[219]Cui C，Lian B，Zhou L，et al. Multifactorial Analysis of Prognostic Factors and Survival Rates Among 706 Mucosal Melanoma Patients[J]. Ann Surg Oncol，2018，25（8）：2184-2192.

[220]Lian B，Cui C L，Zhou L，et al. The natural history and patterns of metastases from mucosal melanoma：an analysis of 706 prospectively-followed patients[J]. Ann Oncol，2017，28（4）：868-873.

[221]Grimes J M，Shah N V，Samie F H，et al. Conjunctival Melanoma：Current Treatments and Future Options[J]. Am J Clin Dermatol，2020，21（3）：371-381.

[222]Chalasani R，Giblin M，Conway R M. Role of topical chemotherapy for primary acquired melanosis and malignant melanoma of the conjunctiva and cornea：review of the evidence and

recommendations for treatment[J]. Clin Exp Ophthalmol, 2006, 34 (7): 708-714.

[223]申发燕，张海萍，钟山，等 . 结膜恶性黑色素瘤 3 例临床病理分析及文献复习[J]. 中国组织化学与细胞化学杂志，2018，27 (6)：559-564.

[224]陈家祺，孙明霞，沙翔垠，等 . "非接触技术"切除联合带角膜缘的板层角膜移植术治疗角结膜恶性黑色素瘤[J]. 中华眼科杂志，2006，42 (1)：22-26.

[225]Savar A，Ross M I，Prieto V G，et al. Sentinel lymph node biopsy for ocular adnexal melanoma：experience in 30 patients [J]. Ophthalmology，2009，116 (11)：2217-2223.

[226]Demirci H，McCormick S A，Finger P T. Topical mitomycin chemotherapy for conjunctival malignant melanoma and primary acquired melanosis with atypia：clinical experience with histopathologic observations[J]. Arch Ophthalmol，2000，118 (7)：885-891.

[227]Cagir B，Whiteford M H，Topham A，et al. Changing epidemiology of anorectal melanoma[J]. Dis Colon Rectum，1999，42 (9)：1203-1208.

[228]Cohen V M，Tsimpida M，Hungerford J L，et al. Prospective study of sentinel lymph node biopsy for conjunctival melanoma [J]. Br J Ophthalmol，2013，97 (12)：1525-1529.

[229]石安杰，杨玉琼，李佳，等 . 局部切除术联合冷冻治疗结膜恶性黑色素瘤生存率分析[J]. 重庆医学，2021，50 (13)：2269-2273，2282.

[230]李强 . 43 例结膜黑色素瘤的临床和病理学特点[J]. 中国医药指南，2013 (19)：437，438.

[231]刘春玲，夏瑞南，罗清礼 . 21 例结膜恶性黑色素瘤临床分析[J]. 四川大学学报（医学版），2005，36 (1)：151-152.

[232]Garbe C，Amaral T，Peris K，et al. European consensus-based interdisciplinary guideline for melanoma. Part 1：Diag-

nostics：Update 2022[J]. Eur J Cancer，2022，170：236-255.

[233]Liu Y M，Li Y，Wei W B，et al. Clinical Characteristics of 582 Patients with Uveal Melanoma in China[J]. PLoS One，2015，10（12）：e0144562.

[234]Luo J，Zhang C，Yang Y，et al. Characteristics，Treatments，and Survival of Uveal Melanoma：A Comparison between Chinese and American Cohorts[J]. Cancers（Basel），2022，14（16）.

[235]Singh A D，Kivela T. The collaborative ocular melanoma study [J]. Ophthalmol Clin North Am，2005，18（1）：129-142.

[236]杨文利，魏文斌，李栋军. 脉络膜黑色素瘤的超声造影诊断特征[J]. 中华眼科杂志，2013，49（5）：428-432.

[237]孙明霞，陈青华，顼晓琳，等. 成人眼球内葡萄膜黑色素瘤与非黑色素瘤MRI比较研究[J]. 中华放射学杂志，2020，54（3）：181-186.

[238]刘月明，周楠，魏文斌，等. 巩膜外敷贴放射治疗葡萄膜黑色素瘤的临床观察[J]. 中华眼科杂志，2020，56（9）：670-675.

[239]Melia B M，Abramson D H，Albert D M，et al. Collaborative ocular melanoma study（COMS）randomized trial of I-125 brachytherapy for medium choroidal melanoma. I. Visual acuity after 3 years COMS report no. 16[J]. Ophthalmology，2001，108（2）：348-366.

[240]Rigel D S，Friedman R J，Kopf A W，et al. ABCDE--an evolving concept in the early detection of melanoma[J]. Arch Dermatol，2005，141（8）：1032-1034.

[241]Ma X，Wu Y，Zhang T，et al. The clinical significance of c-Kit mutations in metastatic oral mucosal melanoma in China[J]. Oncotarget，2017，8（47）：82661-82673.

[242]Nagarajan P，Curry J L，Ning J，et al. Tumor Thickness and

Mitotic Rate Robustly Predict Melanoma-Specific Survival in Patients with Primary Vulvar Melanoma: A Retrospective Review of 100 Cases[J]. Clin Cancer Res, 2017, 23 (8): 2093-2104.

[243]Piura B. Management of primary melanoma of the female urogenital tract[J]. Lancet Oncol, 2008, 9 (10): 973-981.

[244]Cote T R, Sobin L H. Primary melanomas of the esophagus and anorectum: epidemiologic comparison with melanoma of the skin[J]. Melanoma Res, 2009, 19 (1): 58-60.

[245]Burgi A, Brodine S, Wegner S, et al. Incidence and risk factors for the occurrence of non-AIDS-defining cancers among human immunodeficiency virus-infected individuals[J]. Cancer, 2005, 104 (7): 1505-1511.

[246]Chang A E, Karnell L H, Menck H R. The National Cancer Data Base report on cutaneous and noncutaneous melanoma: a summary of 84, 836 cases from the past decade. The American College of Surgeons Commission on Cancer and the American Cancer Society[J]. Cancer, 1998, 83 (8): 1664-1678.

[247]Pessaux P, Pocard M, Elias D, et al. Surgical management of primary anorectal melanoma[J]. Br J Surg, 2004, 91 (9): 1183-1187.

[248]Iddings D M, Fleisig A J, Chen S L, et al. Practice patterns and outcomes for anorectal melanoma in the USA, reviewing three decades of treatment: is more extensive surgical resection beneficial in all patients?[J]. Ann Surg Oncol, 2010, 17 (1): 40-44.

[249]Cooper P H, Mills S E, Allen M J. Malignant melanoma of the anus: report of 12 patients and analysis of 255 additional cases [J]. Dis Colon Rectum, 1982, 25 (7): 693-703.

[250]Weinstock M A. Epidemiology and prognosis of anorectal melanoma[J]. Gastroenterology, 1993, 104 (1): 174-178.

[251]Goldman S，Glimelius B，Pahlman L. Anorectal malignant melanoma in Sweden. Report of 49 patients[J]. Dis Colon Rectum，1990，33（10）：874-877.

[252]Ross M，Pezzi C，Pezzi T，et al. Patterns of failure in anorectal melanoma. A guide to surgical therapy[J]. Arch Surg，1990，125（3）：313-316.

[253]常雯，吴莉，韩丹.鼻腔鼻窦恶性黑色素瘤的影像学研究进展[J].临床耳鼻咽喉头颈外科杂志，2018，32（12）：960-962.

[254]Xing Y，Bronstein Y，Ross M I，et al. Contemporary diagnostic imaging modalities for the staging and surveillance of melanoma patients：a meta-analysis[J]. J Natl Cancer Inst，2011，103（2）：129-142.

[255]李丽琴，李德鹏，王争明，等.（18）F-FDG PET/CT 显像在恶性黑色素瘤诊断及分期中的价值[J].中国医学影像技术，2009，25（11）：2106-2109.

[256]樊代明.中国肿瘤整合诊治指南[M].天津：天津科学技术出版社，2022.

[257]任国欣，孙沫逸，唐瞻贵，等.口腔黏膜黑色素瘤冷冻消融治疗专家共识[J].实用口腔医学杂志，2024，40（2）：149-155.

[258]韩如雪，马旭辉，李智，等.2种活检方法对156例口腔黏膜恶性黑色素患者预后的影响[J].中国口腔颌面外科杂志，2022，20（3）：235-238.

[259]High W A，Robinson W A. Genetic mutations involved in melanoma：a summary of our current understanding[J]. Adv Dermatol，2007，23：61-79.

[260]樊代明等.中国肿瘤整合诊治指南（CACA）2022-口腔颌面黏膜恶性黑色素瘤[M].1版.天津：天津科学技术出版社，2022.

[261]Wang X，Wu H M，Ren G X，et al. Primary oral mucosal

melanoma： advocate a wait-and-see policy in the clinically N0 patient[J]. J Oral Maxillofac Surg，2012，70（5）：1192-1198.

[262]Nenclares P，Ap D D，Bagwan I，et al. Head and neck mucosal melanoma： The United Kingdom national guidelines[J]. Eur J Cancer，2020，138：11-18.

[263]Hur K，Zhang P，Yu A，et al. Open Versus Endoscopic Approach for Sinonasal Melanoma： A Systematic Review and Meta-analysis[J]. Am J Rhinol Allergy，2019，33（2）：162-169.

[264]Amit M，Tam S，Abdelmeguid A S，et al. Approaches to regional lymph node metastasis in patients with head and neck mucosal melanoma[J]. Cancer，2018，124（3）：514-520.

[265]Lee A Y，Berman R S. Management of Noncutaneous Melanomas[J]. Surg Oncol Clin N Am，2020，29（3）：387-400.

[266]张师前，林仲秋. 外阴、阴道黑色素瘤诊断与治疗的专家推荐意见（2021年版）[J]. 中国实用妇科与产科杂志，2021，37（7）：731-739.

[267]Verschraegen C F，Benjapibal M，Supakarapongkul W，et al. Vulvar melanoma at the M. D. Anderson Cancer Center：25 years later[J]. Int JGynecol Cancer，2001，11（5）：359-364.

[268]Wohlmuth C，Wohlmuth-Wieser I. Vulvar Melanoma： Molecular Characteristics，Diagnosis，Surgical Management，and Medical Treatment[J]. Am J Clin Dermatol，2021，22（5）：639-651.

[269]Gadducci A，Carinelli S，Guerrieri M E，et al. Melanoma of the lower genital tract： Prognostic factors and treatment modalities[J].Gynecol Oncol，2018，150（1）：180-189.

[270]Thomas J M. Time for comprehensive reporting of MSLT-I[J]. Lancet Oncol，2006，7（1）：9-11，11-12.

[271]Leitao M J. Management of vulvar and vaginal melanomas: current and future strategies[J]. Am Soc Clin Oncol Educ Book, 2014: e277-e281.

[272]Yeh J J, Shia J, Hwu W J, et al. The role of abdominoperineal resection as surgical therapy for anorectal melanoma[J]. Ann Surg, 2006, 244 (6): 1012-1017.

[273]Nilsson P J, Ragnarsson-Olding B K. Importance of clear resection margins in anorectal malignant melanoma[J]. Br J Surg, 2010, 97 (1): 98-103.

[274]陈楠, 王林, 李忠武, 等. 肛管直肠恶性黑色素瘤91例外科治疗及预后分析[J]. 中国实用外科杂志, 2019, 39 (5): 497-501.

[275]Matsuda A, Miyashita M, Matsumoto S, et al. Abdominoperineal resection provides better local control but equivalent overall survival to local excision of anorectal malignant melanoma: a systematic review[J]. Ann Surg, 2015, 261 (4): 670-677.

[276]Brady M S, Kavolius J P, Quan S H. Anorectal melanoma. A 64-year experience at Memorial Sloan-Kettering Cancer Center [J]. Dis Colon Rectum, 1995, 38 (2): 146-151.

[277]Roumen R M. Anorectal melanoma in The Netherlands: a report of 63 patients[J]. Eur J Surg Oncol, 1996, 22 (6): 598-601.

[278]Tien H Y, McMasters K M, Edwards M J, et al. Sentinel lymph node metastasis in anal melanoma: a case report[J]. Int J Gastrointest Cancer, 2002, 32 (1): 53-56.

[279]Perez D R, Trakarnsanga A, Shia J, et al. Locoregional lymphadenectomy in the surgical management of anorectal melanoma[J]. Ann Surg Oncol, 2013, 20 (7): 2339-2344.

[280]Lian B, Cui C, Song X, et al. Phase Ⅲ randomized, multicenter trial comparing high-dose IFN-a2b with temozolomide plus cisplatin as adjuvant therapy for resected mucosal melano-

ma.[J]. Journal of Clinical Oncology, 36（15_suppl）: 9589.

[281]Lian B, Si L, Chi Z H, et al. Toripalimab（anti-PD-1）versus high-dose interferon -alpha2b as adjuvant therapy in resected mucosal melanoma: a phase Ⅱ randomized trial[J]. Ann Oncol, 2022, 33（10）: 1061-1070.

[282]Jarrom D, Paleri V, Kerawala C, et al. Mucosal melanoma of the upper airways tract mucosal melanoma: A systematic review with meta-analyses of treatment[J]. Head Neck, 2017, 39（4）: 819-825.

[283]Kelly P, Zagars G K, Cormier J N, et al. Sphincter-sparing local excision and hypofractionated radiation therapy for anorectal melanoma: a 20-year experience[J]. Cancer, 2011, 117（20）: 4747-4755.

[284]Sheng X, Yan X, Chi Z, et al. Axitinib in Combination With Toripalimab, a Humanized Immunoglobulin G（4）Monoclonal Antibody Against Programmed Cell Death-1, in Patients With Metastatic Mucosal Melanoma: An Open-Label Phase IB Trial[J]. J Clin Oncol, 2019, 37（32）: 2987-2999.

[285]Hamid O, Robert C, Ribas A, et al. Antitumour activity of pembrolizumab in advanced mucosal melanoma: a post-hoc analysis of KEYNOTE-001, 002, 006[J]. Br J Cancer, 2018, 119（6）: 670-674.

[286]D'Angelo S P, Larkin J, Sosman J A, et al. Efficacy and Safety of Nivolumab Alone or in Combination With Ipilimumab in Patients With Mucosal Melanoma: A Pooled Analysis[J]. J Clin Oncol, 2017, 35（2）: 226-235.

[287]Cui C, Yan X, Liu S, et al. Treatment pattern and clinical outcomes of patients with locally advanced and metastatic melanoma in a real-world setting in China[J]. Annals of Oncology, 2018, 29: viii458.

[288]Cui C, Yan X, Liu S, et al. Real-world clinical outcomes of

anticancer treatments in patients with advanced melanoma in China: retrospective, observational study[J]. International Journal of Surgery Oncology, 2019, 4: 1.

[289]Sergi M C, Filoni E, Triggiano G, et al. Mucosal Melanoma: Epidemiology, Clinical Features, and Treatment[J]. Curr Oncol Rep, 2023, 25 (11): 1247-1258.

[290]Ma Y, Xia R, Ma X, et al. Mucosal Melanoma: Pathological Evolution, Pathway Dependency and Targeted Therapy[J]. Front Oncol, 2021, 11: 702287.

[291]Forschner A, Heinrich V, Pflugfelder A, et al. The role of radiotherapy in the overall treatment of melanoma[J]. Clin Dermatol, 2013, 31 (3): 282-289.

[292]Fuhrmann D, Lippold A, Borrosch F, et al. Should adjuvant radiotherapy be recommended following resection of regional lymph node metastases of malignant melanomas?[J]. Br J Dermatol, 2001, 144 (1): 66-70.

[293]McWilliams R R, Brown P D, Buckner J C, et al. Treatment of brain metastases from melanoma[J]. Mayo Clin Proc, 2003, 78 (12): 1529-1536.

[294]Eigentler T K, Figl A, Krex D, et al. Number of metastases, serum lactate dehydrogenase level, and type of treatment are prognostic factors in patients with brain metastases of malignant melanoma[J]. Cancer, 2011, 117 (8): 1697-1703.

[295]Burmeister B H, Henderson M A, Ainslie J, et al. Adjuvant radiotherapy versus observation alone for patients at risk of lymph-node field relapse after therapeutic lymphadenectomy for melanoma: a randomised trial[J]. Lancet Oncol, 2012, 13 (6): 589-597.

[296]Henderson M A, Burmeister B H, Ainslie J, et al. Adjuvant lymph-node field radiotherapy versus observation only in patients with melanoma at high risk of further lymph-node field

relapse after lymphadenectomy （ANZMTG 01.02 / TROG 02.01）：6-year follow-up of a phase 3, randomised controlled trial[J]. Lancet Oncol，2015，16（9）：1049-1060.

[297]Trifiletti D M，Ballman K V，Brown P D，et al. Optimizing Whole Brain Radiation Therapy Dose and Fractionation：Results From a Prospective Phase 3 Trial （NCCTG N107C[Alliance]/CEC.3）[J]. Int J Radiat Oncol Biol Phys，2020，106（2）：255-260.

[298]Hong A M，Fogarty G B，Dolven-Jacobsen K，et al. Adjuvant Whole-Brain Radiation Therapy Compared With Observation After Local Treatment of Melanoma Brain Metastases：A Multicenter，Randomized Phase Ⅲ Trial[J]. J Clin Oncol，2019，37（33）：3132-3141.

[299]Li W，Yu Y，Wang H，et al. Evaluation of the prognostic impact of postoperative adjuvant radiotherapy on head and neck mucosal melanoma：a meta-analysis[J]. BMC Cancer，2015，15：758.

[300]吴云腾，任国欣，孙沫逸，等.中国头颈黏膜黑色素瘤临床诊治专家共识[J].中国口腔颌面外科杂志，2015，13（3）：262-269.

[301]翟雪松，温树信，赵晓娟，等.手术加辅助放疗与单纯手术两种治疗策略对头颈部黏膜恶性黑色素瘤预后影响的Meta分析[J].中国耳鼻咽喉颅底外科杂志，2020，26（5）：547-553.

[302]孙士然，易俊林.头颈部黏膜恶性黑色素瘤的临床诊治现状及进展[J].中华放射肿瘤学杂志，2017，26（4）：466-469.

[303]翟雪松，温树信，赵晓娟，等.头颈部黏膜黑色素瘤治疗进展[J].中华耳鼻咽喉头颈外科杂志，2020，55（1）：73-77.

[304]Jiang B，Wang S，Wang Y，et al. A high-throughput screen-

ing method for breeding Aspergillus niger with 12C6 + ion beam-improved cellulase[J]. Nuclear Science and Techniques，2016，28（1）：1.

[305]王晓林，高天欣，韩潇，等.重离子放射治疗技术及临床应用[J].北京生物医学工程，2019，38（3）：312-318.

[306]位争伟，周燕，熊乐.重离子加速器照射恶性黑色素瘤的疗效观察[J].中国肿瘤临床与康复，2018，25（6）：724-727.

[307]Koto M，Demizu Y，Saitoh J I，et al. Multicenter Study of Carbon-Ion Radiation Therapy for Mucosal Melanoma of the Head and Neck：Subanalysis of the Japan Carbon-Ion Radiation Oncology Study Group（J-CROS）Study（1402 HN）[J]. Int J Radiat Oncol Biol Phys，2017，97（5）：1054-1060.

[308]蔡宏懿，王小虎，高力英，等.重离子束治疗皮肤恶性肿瘤的初步临床结果[J].中华肿瘤防治杂志，2010，17（14）：1041-1044.

[309]Barcellini A，Vitolo V，Facoetti A，et al. Feasibility of Carbon Ion Radiotherapy in the Treatment ofGynecological Melanoma[J]. In Vivo，2019，33（2）：473-476.

[310]Kanai T，Endo M，Minohara S，et al. Biophysical characteristics of HIMAC clinical irradiation system for heavy-ion radiation therapy[J]. Int J Radiat Oncol Biol Phys，1999，44（1）：201-210.

[311]殷蔚伯.肿瘤放射治疗学[M].北京：中国协和医科大学出版社，2008.

[312]Blake P R，Catterall M，Errington R D. Treatment of malignant melanoma by fast neutrons[J]. Br J Surg，1985，72（7）：517-519.

[313]王小虎，张红，高力英，等.重离子（12C6+）束治疗肿瘤初步临床报告[J].中华放射肿瘤学杂志，2007，16（6）：

478-480.

[314]李莎，张红，魏世华，等.碳离子束治疗浅层肿瘤临床试验结果[J].中华放射肿瘤学杂志，2008，17（6）：463-464.

[315]Farahmand A M，Ehsani A H，Mirzaei M，et al. Patients′ Characteristics， Histopathological Findings， and Tumor Stage in Different Types of Malignant Melanoma：A Retrospective Multicenter Study[J]. Acta Med Iran，2017，55（5）：316-323.

[316]朱琳，毛卫东，周光明，等.RAC2对黑色素瘤细胞辐射敏感性的影响[J].激光生物学报，2018，27（1）：10-15，9.

[317]田宁.miR-185对黑色素瘤的抑制作用和辐射增敏作用研究[D].兰州大学药物研发与项目管理，2016.

[318]Trotti A，Peters L J. Role of radiotherapy in the primary management of mucosal melanoma of the head and neck[J]. Semin Surg Oncol，1993，9（3）：246-250.

[319]Moreno M A，Roberts D B，Kupferman M E，et al. Mucosal melanoma of the nose and paranasal sinuses，a contemporary experience from the M. D. Anderson Cancer Center[J]. Cancer，2010，116（9）：2215-2223.

[320]Zenda S，Kawashima M，Nishio T，et al. Proton beam therapy as a nonsurgical approach to mucosal melanoma of the head and neck：a pilot study[J]. Int J Radiat Oncol Biol Phys，2011，81（1）：135-139.

[321]Zenda S，Akimoto T，Mizumoto M，et al. Phase Ⅱ study of proton beam therapy as a nonsurgical approach for mucosal melanoma of the nasal cavity or para-nasal sinuses[J]. Radiother Oncol，2016，118（2）：267-271.

[322]Demizu Y，Fujii O，Terashima K，et al. Particle therapy for mucosal melanoma of the head and neck. A single-institution retrospective comparison of proton and carbon ion therapy[J].

Strahlenther Onkol，2014，190（2）：186-191.

[323]Yanagi T，Mizoe J E，Hasegawa A，et al. Mucosal malignant melanoma of the head and neck treated by carbon ion radiotherapy[J]. Int J Radiat Oncol Biol Phys，2009，74（1）：15-20.

[324]Tsujii H，Kamada T，Shirai T，et al. Carbon-Ion Radiotherapy：Principles，Practices，and Treatment Planning[M]. Springer Berlin Heidelberg，2014.

[325]Hasegawa A，Takagi R，Koto M，et al. Combined Chemotherapy and Carbon Ion Radiation Therapy for Mucosal Malignant Melanoma of the Head and Neck[J]. International Journal of Radiation Oncology，Biology，Physics，2012，84（3）：S499.

[326]Takayasu Y，Kubo N，Shino M，et al. Carbon-ion radiotherapy combined with chemotherapy for head and neck mucosal melanoma：Prospective observational study[J]. Cancer Med，2019，8（17）：7227-7235.

[327]赵珊珊，于明新，王纯雁. 外阴及阴道恶性黑色素瘤预后因素分析[J]. 实用肿瘤杂志，2019，34（4）：343-347.

[328]郭伟，尹高菲，陈晓红，等. 头颈黏膜恶性黑色素瘤远处转移特点及相关因素分析[J]. 临床耳鼻咽喉头颈外科杂志，2018，32（14）：1078-1081.

[329]尹高菲，郭伟，陈晓红，等. 头颈部黏膜黑色素瘤117例临床特点及预后分析[J]. 中华耳鼻咽喉头颈外科杂志，2018，53（9）：668-674.

[330]方绪梦，孔琳. 碳离子放疗与化疗药物联合应用的生物学效应[J]. 中华放射医学与防护杂志，2019，39（11）：874-879.

[331]Matsumoto Y，Furusawa Y，Uzawa A，et al. Antimetastatic Effects of Carbon-Ion Beams on Malignant Melanomas[J]. Radiat Res，2018，190（4）：412-423.

[332]Sinasac S E，Petrella T M，Rouzbahman M，et al. Melanoma of the Vulva and Vagina：Surgical Management and Outcomes

Based on a Clinicopathologic Reviewof 68 Cases[J]. J ObstetGynaecol Can，2019，41（6）：762-771.

[333]Karasawa K，Wakatsuki M，Kato S，et al. Clinical trial of carbon ion radiotherapy for gynecological melanoma[J]. J Radiat Res，2014，55（2）：343-350.

[334]Murata H，Okonogi N，Wakatsuki M，et al. Long-Term Outcomes of Carbon-Ion Radiotherapy for MalignantGynecological Melanoma[J]. Cancers（Basel），2019，11（4）.

[335]杨欣静，何晶晶.黑色素瘤肝转移患者行冷冻消融治疗后出血的护理[J].实用临床护理学电子杂志，2020，5（18）：152-195.

[336]岑建宁，叶桦，刘丽，等.微波消融对黑色素瘤荷瘤小鼠树突状细胞抗原提呈功能的影响[J].热带医学杂志，2016，16（2）：193-195，271.

[337]李静，姜兆静，李纪强，等.微波消融对小鼠黑色素瘤动物模型中T淋巴细胞亚群比例和功能的影响[J].热带医学杂志，2014，14（01）：16-18.

[338]李纪强，姜兆静，张积仁.微波消融治疗小鼠黑色素瘤及对肿瘤血管生成的影响[J].实用肿瘤杂志，2011，26（06）：569-572.

[339]崔传亮，迟志宏，袁香庆，等.肝动脉泵生物化疗治疗进展期黑色素瘤肝转移Ⅱ期临床研究[J].癌症，2008（08）：845-850.

[340]Bethlehem M S，Katsarelias D，Olofsson B R. Meta-Analysis of Isolated Hepatic Perfusion and Percutaneous Hepatic Perfusion as a Treatment for Uveal Melanoma Liver Metastases[J]. Cancers（Basel），2021，13（18）.

[341]Carr M J，Sun J，Cohen J B，et al. Over 12 Years Single Institutional Experience Performing Percutaneous Hepatic Perfusion for Unresectable Liver Metastases[J]. Cancer Control，2020，27（1）：1148418283.

[342]Villegas V M，Monagas M，Campbell J，et al. Selective In-tra-Arterial Embolization for Advanced Extrascleral Uveal Mel-anoma[J]. Ocul Oncol Pathol，2017，4（1）：44-47.

[343]袁林，魏崇建，江军，等. 阴道黑色素瘤血管介入治疗1例[J]. 医学信息，2016，29（18）：419.

[344]何振南. 皮肤恶性黑色素瘤介入化疗一例报告[J]. 影像诊断与介入放射学，1993（02）：89.

[345]Vera-Aguilera J，Bedikian A Y，Bassett R L，et al. Phase Ⅰ/Ⅱ Study of Hepatic Arterial Infusion of Nab-paclitaxel in Patients With Metastatic Melanoma to the Liver[J]. Am J Clin Oncol，2018，41（11）：1132-1136.

[346]Hodi F S，Chiarion-Sileni V，Gonzalez R，et al. Nivolumab plus ipilimumab or nivolumab alone versus ipilimumab alone in advanced melanoma（CheckMate 067）：4-year outcomes of a multicentre，randomised，phase 3 trial[J]. Lancet Oncol，2018，19（11）：1480-1492.

[347]杨晓玲，斯璐，毛丽丽，等. 帕博丽珠单抗治疗晚期黑色素瘤的不良事件及相关性分析[J]. 中国癌症杂志，2020，30（5）：362-368.

[348]Lodh S，Maher R，Guminski A. Intra-arterial infusion and chemo-embolization for melanoma liver metastases[J]. J Surg Oncol，2014，109（4）：376-382.

[349]Sharma K V，Gould J E，Harbour J W，et al. Hepatic arterial chemoembolization for management of metastatic melanoma[J]. AJR Am J Roentgenol，2008，190（1）：99-104.

[350]Shen L，Qi H，Chen S，et al. Cryoablation combined with transarterial infusion of pembrolizumab（CATAP）for liver metastases of melanoma：an ambispective，proof-of-concept cohort study[J]. Cancer Immunol Immunother，2020，69（9）：1713-1724.

[351]Rostas J，Tam A，Sato T，et al. Image-Guided Transarterial

Chemoembolization With Drug-Eluting Beads Loaded with Doxorubicin (DEBDOX) for Unresectable Hepatic Metastases from Melanoma: Technique and Outcomes[J]. Cardiovasc Intervent Radiol, 2017, 40 (9): 1392-1400.

[352]Minor D R, Kim K B, Tong R T, et al. A Pilot Study of Hepatic Irradiation with Yttrium-90 Microspheres Followed by Immunotherapy with Ipilimumab and Nivolumab for Metastatic Uveal Melanoma[J]. Cancer Biother Radiopharm, 2022, 37 (1): 11-16.

[353]Padia S A. Y90 Clinical Data Update: Cholangiocarcinoma, Neuroendocrine Tumor, Melanoma, and Breast Cancer Metastatic Disease[J]. Tech Vasc Interv Radiol, 2019, 22 (2): 81-86.

[354]Dummer R, Hauschild A, Pentheroudakis G. Cutaneous malignant melanoma: ESMO clinical recommendations for diagnosis, treatment and follow-up[J]. Ann Oncol, 2009, 20 Suppl 4: 129-131.

[355]Brown S B, Brown E A, Walker I. The present and future role of photodynamic therapy in cancer treatment[J]. Lancet Oncol, 2004, 5 (8): 497-508.

[356]Lu Y G, Wang Y Y, Yang Y D, et al. Efficacy of topical ALA-PDT combined with excision in the treatment of skin malignant tumor[J]. Photodiagnosis Photodyn Ther, 2014, 11 (2): 122-126.

[357]Zhang J, Jiang C, Figueiro L J, et al. An updated overview on the development of new photosensitizers for anticancer photodynamic therapy[J]. Acta Pharm Sin B, 2018, 8 (2): 137-146.

[358]Liu W T, Wang H T, Yeh Y H, et al. An Update on Recent Advances of Photodynamic Therapy for Primary Cutaneous Lymphomas[J]. Pharmaceutics, 2023, 15 (5).

[359]Biteghe F N, Davids L M. A combination of photodynamic therapy and chemotherapy displays a differential cytotoxic effect on human metastatic melanoma cells[J]. J Photochem Photobiol B, 2017, 166: 18-27.

[360]Anzengruber F, Avci P, de Freitas L F, et al. T-cell mediated anti-tumor immunity after photodynamic therapy: why does it not always work and how can we improve it?[J]. Photochem Photobiol Sci, 2015, 14 (8): 1492-1509.

[361]Mfouo-Tynga I S, Dias L D, Inada N M, et al. Features of third generation photosensitizers used in anticancer photodynamic therapy: Review[J]. Photodiagnosis Photodyn Ther, 2021, 34: 102091.

[362]Nowak-Sliwinska P, Karocki A, Elas M, et al. Verteporfin, photofrin Ⅱ, and merocyanine 540 as PDT photosensitizers against melanoma cells[J]. Biochem Biophys Res Commun, 2006, 349 (2): 549-555.

[363]Abrahamse H, Kruger C A, Kadanyo S, et al. Nanoparticles for Advanced Photodynamic Therapy of Cancer[J]. Photomed Laser Surg, 2017, 35 (11): 581-588.

[364]Bertrand N, Wu J, Xu X, et al. Cancer nanotechnology: the impact of passive and active targeting in the era of modern cancer biology[J]. Adv Drug Deliv Rev, 2014, 66: 2-25.

[365]Wang H, Tran T T, Duong K T, et al. Options of Therapeutics and Novel Delivery Systems of Drugs for the Treatment of Melanoma[J]. Mol Pharm, 2022, 19 (12): 4487-4505.

[366]Agarwala S S, Eggermont A M, O'Day S, et al. Metastatic melanoma to the liver: a contemporary and comprehensive review of surgical, systemic, and regional therapeutic options [J]. Cancer, 2014, 120 (6): 781-789.

[367]Yu Z, Wang H, Chen Z, et al. Discovery of an Amino Acid-Modified Near-Infrared Aza-BODIPY Photosensitizer as an

Immune Initiator for Potent Photodynamic Therapy in Melanoma[J]. J Med Chem, 2022, 65 (4): 3616-3631.

[368]Liu X, Zhao Z, Sun X, et al. Blocking Cholesterol Metabolism with Tumor-Penetrable Nanovesicles to Improve Photodynamic Cancer Immunotherapy[J]. Small Methods, 2023, 7 (5): e2200898.

[369]Yang S, Wu J, Wang Z, et al. A Smart DNA Hydrogel Enables Synergistic Immunotherapy and Photodynamic Therapy of Melanoma[J]. Angew Chem Int Ed Engl, 2024, 63 (14): e202319073.

[370]Moncrieff M D, Lo S N, Scolyer R A, et al. Clinical Outcomes and Risk Stratification of Early-Stage Melanoma Micrometastases From an International Multicenter Study: Implications for the Management of American Joint Committee on Cancer ⅢA Disease[J]. J Clin Oncol, 2022, 40 (34): 3940-3951.

[371]Dicker T J, Kavanagh G M, Herd R M, et al. A rational approach to melanoma follow-up in patients with primary cutaneous melanoma. Scottish Melanoma Group[J]. Br J Dermatol, 1999, 140 (2): 249-254.

[372]Basseres N, Grob J J, Richard M A, et al. Cost-effectiveness of surveillance of stage I melanoma. A retrospective appraisal based on a 10-year experience in a dermatology department in France[J]. Dermatology, 1995, 191 (3): 199-203.

[373]Meyers M O, Yeh J J, Frank J, et al. Method of detection of initial recurrence of stage Ⅱ/Ⅲ cutaneous melanoma: analysis of the utility of follow-up staging[J]. Ann Surg Oncol, 2009, 16 (4): 941-947.

[374]Moore D K, Zhou Q, Panageas K S, et al. Methods of detection of first recurrence in patients with stage Ⅰ/Ⅱ primary cutaneous melanoma after sentinel lymph node biopsy[J]. Ann

Surg Oncol, 2008, 15（8）：2206-2214.

[375]Hofmann U, Szedlak M, Rittgen W, et al. Primary staging and follow-up in melanoma patients --monocenter evaluation of methods, costs and patient survival[J]. Br J Cancer, 2002, 87（2）：151-157.

[376]Garbe C, Paul A, Kohler-Spath H, et al. Prospective evaluation of a follow-up schedule in cutaneous melanoma patients：recommendations for an effective follow-up strategy[J]. J Clin Oncol, 2003, 21（3）：520-529.

[377]Baker J J, Meyers M O, Frank J, et al. Routine restaging PET/CT and detection of initial recurrence in sentinel lymph node positive stage Ⅲ melanoma[J]. Am J Surg, 2014, 207（4）：549-554.

[378]Mathews J D, Forsythe A V, Brady Z, et al. Cancer risk in 680, 000 people exposed to computed tomography scans in childhood or adolescence：data linkage study of 11 million Australians[J]. BMJ, 2013, 346：f2360.

[379]Fazel R, Krumholz H M, Wang Y, et al. Exposure to low-dose ionizing radiation from medical imaging procedures[J]. N Engl J Med, 2009, 361（9）：849-857.

[380]Pearce M S, Salotti J A, Little M P, et al. Radiation exposure from CT scans in childhood and subsequent risk of leukaemia and brain tumours：a retrospective cohort study[J]. Lancet, 2012, 380（9840）：499-505.

[381]Leiter U, Stadler R, Mauch C, et al. Complete lymph node dissection versus no dissection in patients with sentinel lymph node biopsy positive melanoma（DeCOG-SLT）：a multicentre, randomised, phase 3 trial[J]. Lancet Oncol, 2016, 17（6）：757-767.

[382]Akhtar S, Bhat W, Magdum A, et al. Surgical excision margins for melanoma in situ[J]. J Plast Reconstr Aesthet Surg,

2014, 67（3）: 320-323.

[383]Duffy K L, Truong A, Bowen G M, et al. Adequacy of 5-mm surgical excision margins for non-lentiginous melanoma in situ [J]. J Am Acad Dermatol, 2014, 71（4）: 835-838.

[384]de Vries K, Greveling K, Prens L M, et al. Recurrence rate of lentigo maligna after micrographically controlled staged surgical excision[J]. Br J Dermatol, 2016, 174（3）: 588-593.

[385]Joyce K M, Joyce C W, Jones D M, et al. An assessment of histological margins and recurrence of melanoma in situ[J]. Plast Reconstr Surg Glob Open, 2015, 3（2）: e301.

[386]Soong S J, Harrison R A, McCarthy W H, et al. Factors affecting survival following local, regional, or distant recurrence from localized melanoma[J]. J Surg Oncol, 1998, 67（4）: 228-233.

[387]Salama A K, de Rosa N, Scheri R P, et al. Hazard-rate analysis and patterns of recurrence in early stage melanoma: moving towards a rationally designed surveillance strategy[J]. PLoS One, 2013, 8（3）: e57665.

[388]Romano E, Scordo M, Dusza S W, et al. Site and timing of first relapse in stage Ⅲ melanoma patients: implications for follow-up guidelines[J]. J Clin Oncol, 2010, 28（18）: 3042-3047.

[389]Ferrone C R, Ben P L, Panageas K S, et al. Clinicopathological features of and risk factors for multiple primary melanomas [J]. JAMA, 2005, 294（13）: 1647-1654.

[390]Youlden D R, Youl P H, Soyer H P, et al. Distribution of subsequent primary invasive melanomas following a first primary invasive or in situ melanoma Queensland, Australia, 1982-2010[J]. JAMA Dermatol, 2014, 150（5）: 526-534.

[391]Slingluff C J, Vollmer R T, Seigler H F. Multiple primary melanoma: incidence and risk factors in 283 patients[J]. Sur-

gery, 1993, 113（3）: 330-339.

[392]Schmid-Wendtner M H, Baumert J, Wendtner C M, et al. Risk of second primary malignancies in patients with cutaneous melanoma[J]. Br J Dermatol, 2001, 145（6）: 981-985.

[393]Caini S, Boniol M, Botteri E, et al. The risk of developing a second primary cancer in melanoma patients: a comprehensive review of the literature and meta-analysis[J]. J Dermatol Sci, 2014, 75（1）: 3-9.

[394]Kang S, Barnhill R L, Mihm M J, et al. Multiple primary cutaneous melanomas[J]. Cancer, 1992, 70（7）: 1911-1916.

[395]Rychetnik L, McCaffery K, Morton R, et al. Psychosocial aspects of post-treatment follow-up for stage Ⅰ/Ⅱ melanoma: a systematic review of the literature[J]. Psychooncology, 2013, 22（4）: 721-736.

[396]Fawzy F I, Fawzy N W, Hyun C S, et al. Malignant melanoma. Effects of an early structured psychiatric intervention, coping, and affective state on recurrence and survival 6 years later[J]. Arch Gen Psychiatry, 1993, 50（9）: 681-689.

[397]Rhodes A R. Cutaneous melanoma and intervention strategies to reduce tumor-related mortality: what we know, what we don't know, and what we think we know that isn't so[J]. Dermatol Ther, 2006, 19（1）: 50-69.

[398]Geller A C, Swetter S M, Oliveria S, et al. Reducing mortality in individuals at high risk for advanced melanoma through education and screening[J]. J Am Acad Dermatol, 2011, 65（5 Suppl 1）: S87-S94.

[399]Green A C, Williams G M, Logan V, et al. Reduced melanoma after regular sunscreen use: randomized trial follow-up[J]. J Clin Oncol, 2011, 29（3）: 257-263.

[400]Farshad A, Burg G, Panizzon R, et al. A retrospective study of 150 patients with lentigo maligna and lentigo maligna mela-

noma and the efficacy of radiotherapy using Grenz or soft X-rays[J]. Br J Dermatol, 2002, 146 (6): 1042-1046.

[401]Beyeler M, Waldispuhl S, Strobel K, et al. Detection of melanoma relapse: first comparative analysis on imaging techniques versus S100 protein[J]. Dermatology, 2006, 213 (3): 187-191.

黑
色
素
瘤

参考文献